青光眼

完全控制的最新療法

作者 平松類（眼科醫師／醫學博士）
推薦 陳幸宜（天主教輔仁大學附設醫院眼科主任）
呂大文（臺灣青光眼關懷協會理事長）

目錄

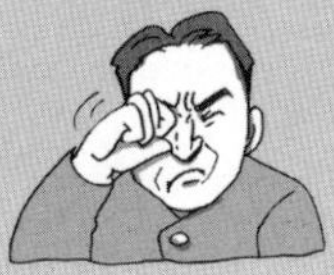

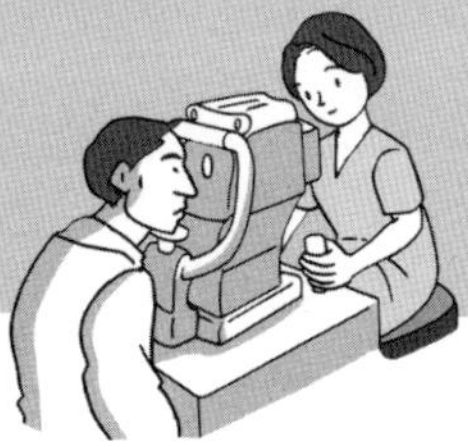

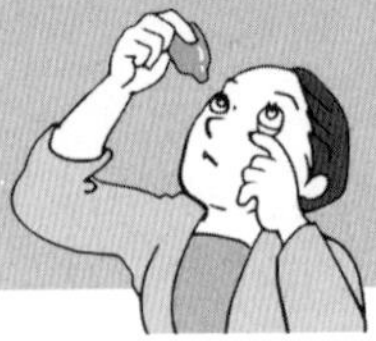

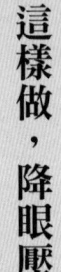

第2章 這樣做，降眼壓

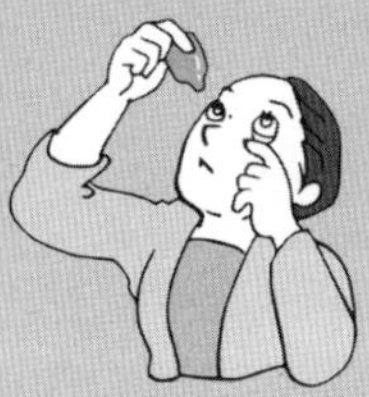

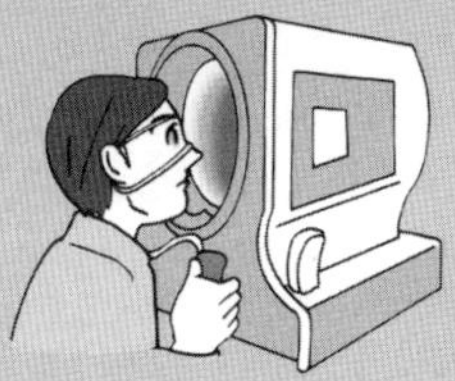

第3章 青光眼生活守則：這些細節你注意到了嗎？

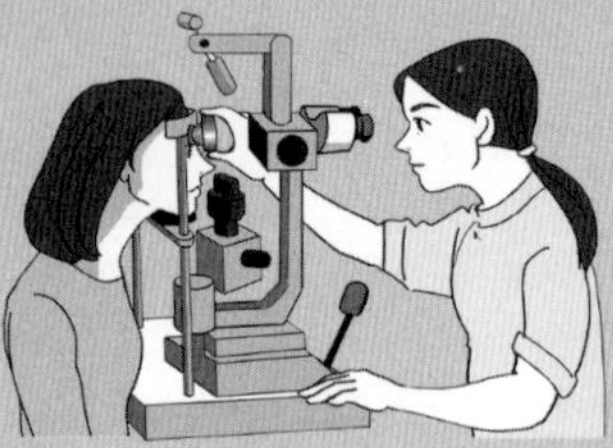

第4章 一次看懂青光眼的診察・治療・檢查

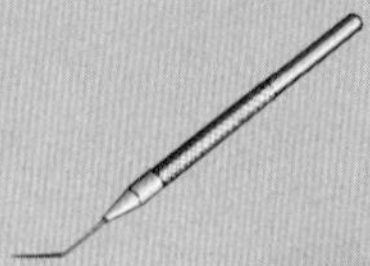

第5章 當醫生對你說「該手術了」……

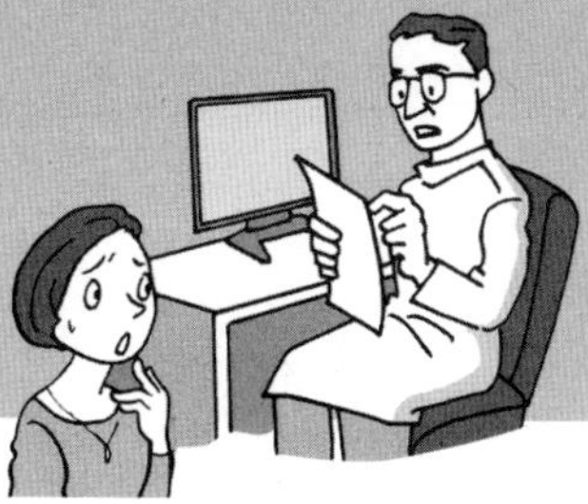

推薦序

認識青光眼，遠離恐懼，維持身心靈平衡！

年輕時期，恩師台大洪伯廷教授推薦我赴日至兩所大學附設醫院眼科研修青光眼，在那段時期看到日本人的青光眼表現與台灣人有所不同。角膜厚度比華人薄的日本人，正常眼壓型青光眼比例很高。

隨著人口老化與推陳出新的科技產品引起用眼時間增多，青光眼在日本盛行率持續攀升，日本眼科界高度重視此疾病，學會定期協助辦理各地區青光眼衛教講座與篩檢，持續提升民眾對青光眼疾病正確知識。近年來也因新藥物持續開發上市與新的手術治療技術更加成熟，青光眼疾病已經逐漸擺脫失明的風險。

正確認識青光眼，青光眼並不可怕

台灣已正式進入超高齡社會，科技進步衍生的各式樣3C產品大量取代傳統生活習慣，台灣人現代生活中需要高度使用眼睛。近年來在我的青光眼門診中也發現病患日益增加且年齡有下降趨勢，加上青光眼早期沒有明顯症狀，因此早期篩檢診斷及時治療是照護青光眼最重要的一步。

青光眼會引發視覺功能受損，早期輕微的視覺功能影響不大，不至於影響日常生活，中期之後會引起較為明顯的視野缺損，進入到後期會影響到行走或開車安全，去超市買東西也可能找不到目標物等，隨著疾病逐漸惡化生活品質也會漸漸受到影響。因此了解病情嚴重度是治療的重要方向。

青光眼照護，醫師與病患須一起努力，身心靈三方都需兼顧

照護青光眼病患約三十年的我，面對各式病患不同階段的焦慮與憂鬱，

主因來自於相信不正確資訊，對青光眼產生很多錯誤認知．誤以為得到青光眼一定會失明。面對青光眼疾病，身心靈三方面都要兼顧。

身體上的照護：眼壓須好好控制，也須控制身體相關疾病，如高血壓、糖尿病、呼吸中止等。

心理層面的照護：正視病患的心理狀態，焦慮憂鬱會引起藥物使用順從性不良與睡眠不佳，這兩者都會造成眼壓控制不佳，適時尋求專業醫師協助有其必要。

靈性關懷的重要：正向思考，善用周圍支持團體力量協助病患面對因視覺障礙引起的生活上的困難。

青光眼可以好好治療與控制穩定病情，大部分不會走到失明

拜讀平松類醫師這本寫給日本大眾讀者的青光眼專書，除了更新藥物與治療，內容編排分為五大部分，包括正確認識青光眼之相關知識，有關降眼壓等相關重要議題，青光眼病患日常生活需注意的事項，臨床上檢查流程與各項檢查的意義，何時該介入手術？雷射或手術的選擇等等。書中透過醫師常在臨床上遇到的問與答，圖文並茂且表達說明生活化，讓讀者輕鬆容易吸收正確知識。

我非常樂意推薦這本書給所有民眾，特別是已經發病或有風險的病患，好好再次認識青光眼，遠離對青光眼的恐懼，維持身心靈平衡，樂觀面對每一天。

天主教輔仁大學附設醫院眼科主任
天主教輔仁大學醫學院教授
日本東京大學暨廣島大學附設醫院眼科部青光眼研修
陳幸宜

前言

只要認知正確，失明是可以預防的！

一說到「青光眼」，許多人會立刻聯想：「那不是會令人失明的眼疾嗎？」

的確，青光眼目前是日本的第一大致盲原因，所以民眾會這樣反應也無可厚非。然而，我認為如此的理解並不完全正確。

身為一名長年治療青光眼的專科醫師，我常被問到這個問題。我的回答總是：

「只要不是等到症狀明顯惡化之後才發現，其實大多數的青光眼患者在接受妥善治療後，是能夠避免走向失明的。即使從高風險的角度來估算，最終因為青光眼而失明的比例，大約只有百分之一。」

是的，青光眼如今已不是令人聞之色變、無可救藥的疾病了。

據說，早在二千五百年前，現代醫學之父——古希臘名醫希波克拉底就曾描述過青光眼相關症狀：「眼睛呈現猶如地中海一般的青綠色，最後導致失明。」

「青光眼」這個病名的起源眾說紛紜，希波克拉底的記載，很可能就是該病名的出處。

在日本，以前的人都把「青光眼」稱為「青底翳」。這個「底」是指眼睛深處的眼底，「翳」則是「陰影」，病名直接點出了病變的位置與造成的視覺陰影，非常貼近青光眼的病理特徵，可說是相當精準。

我們都知道，「白內障」是因為水晶體白濁化而得名，不過，得青光眼的人眼睛可不會變成青色或綠色，而且只要及早診斷並接受妥善治療，青光眼是可以有效控制、避免惡化的。

儘管如此，青光眼依然是個棘手的疾病。因為即使現代醫療科技再先進，目前仍無法恢復因為青光眼而受損的視野。這點，我會在書中進一步說明。不過，請務必記住——青光眼所造成的視野缺損無法復原，因此，治療的重點，就是守住現有的視野。

而這一切的關鍵，就是：早期發現，並接受正確治療。

對我來說，每天在診間看病，看的並不是「別人家的事」，因為我自己也是罹患青光眼的高風險族群，而且機率並不低。

我的父母都是青光眼患者，目前仍在持續接受治療當中。研究顯示，若家族中有人罹患青光眼，其他家庭成員的罹患風險也會相對提高。

換句話說，我自己也是「活在青光眼風險中」的人，這是無庸置疑的事實。

儘管如此，我仍要再次強調：青光眼不是一種可怕的疾病。只要正確認識它、積極面對它，就能夠守護自己的視力。等你讀完這本書，應該會理解我為何如此堅信。

我始終相信，不論是青光眼，還是任何疾病的治療，其終極目標都不只是控制病情，而是幫助患者的生活變得更幸福，這才是醫療的真正價值。

青光眼的治療，從字面來說，就是「幫助患者留在光明世界中」。這正是我每天走進診間時的信念，也是我身為青光眼專科醫師的使命。

衷心期許這本書能為更多人帶來幸福與希望。

二本松眼科醫院　副院長　平松類

高度近視、青光眼患者適用的盲點檢測

盲點檢測需單眼分別進行。以下是右眼的盲點檢測範例。

1

雙臂向前伸，豎起雙手食指，指尖對齊視線高度。

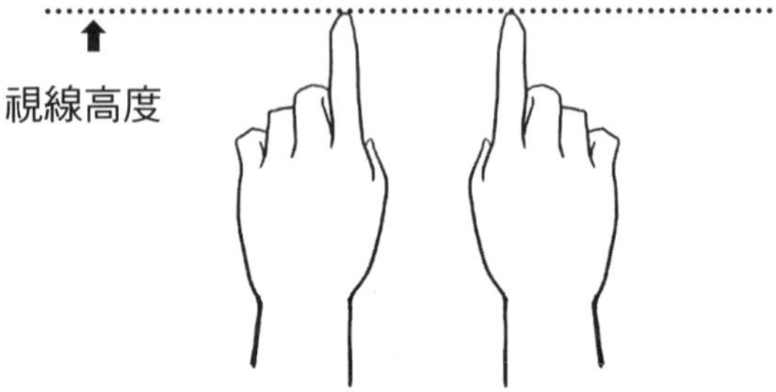

2

閉上左眼。

（檢測左眼時，閉上右眼）。

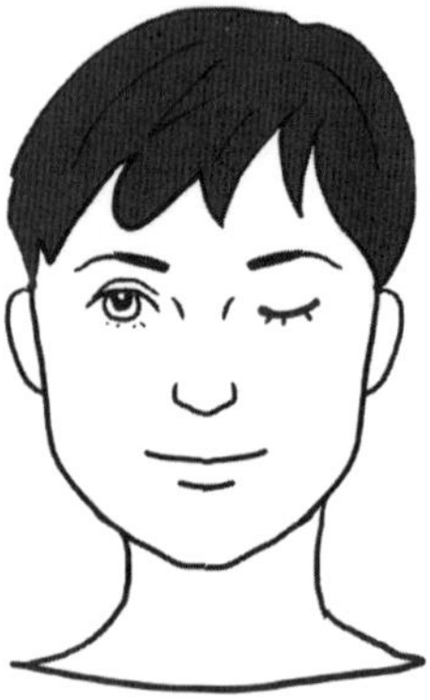

3

右眼凝視左手食指尖，右手緩緩向右側滑動。

（檢測左眼時，以上左右手對調）

CHECK ！

滑動約 20～30 公分，
指尖從視野消失。

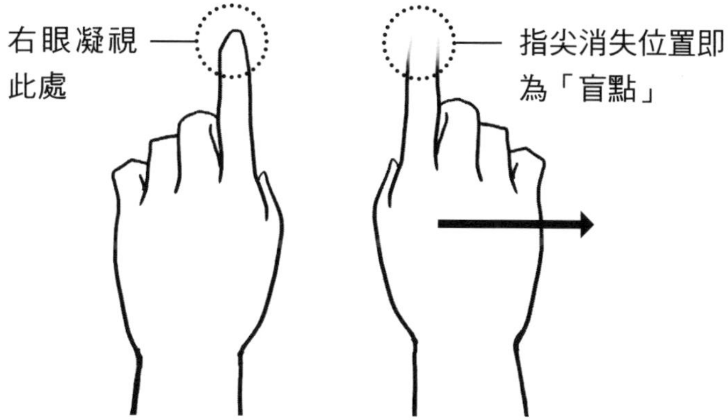

右眼凝視此處
指尖消失位置即為「盲點」

青光眼是一種視野缺損的眼疾，由於大腦會自動幫忙填補視覺上的空缺（視覺補償機制），所以患者很難自我察覺。藉由上述檢測發現「盲點」的存在，可以幫助我們更容易理解「視野缺損」的實際感受。

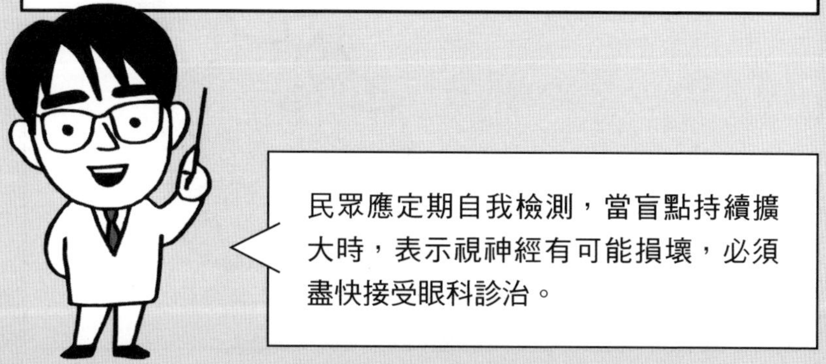

民眾應定期自我檢測，當盲點持續擴大時，表示視神經有可能損壞，必須盡快接受眼科診治。

月曆版
視野檢測

視野檢測需單眼分別進行。以下是右眼的視野檢測範例。

1

將月曆懸掛在牆上，站在距離約 30 公分處，遮蔽左眼，右眼凝視月曆的中心點。

（檢測左眼時，遮蔽右眼）

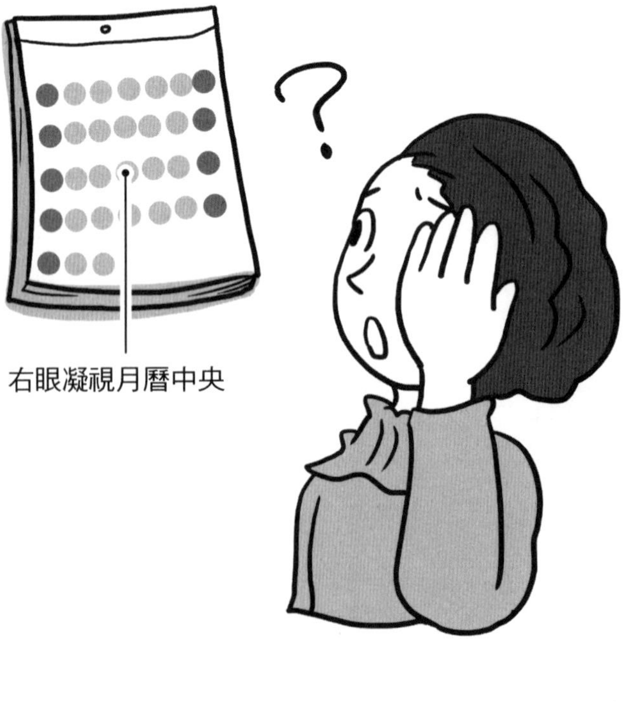

2

凝視月曆中央，視線完全不可移動，仔細區別周圍清晰可見部分、隱約可見部分、完全不可見部分，與前一次檢測結果加以比較。

CHECK ！
至少每星期檢測一次，
最好做到每天檢測。

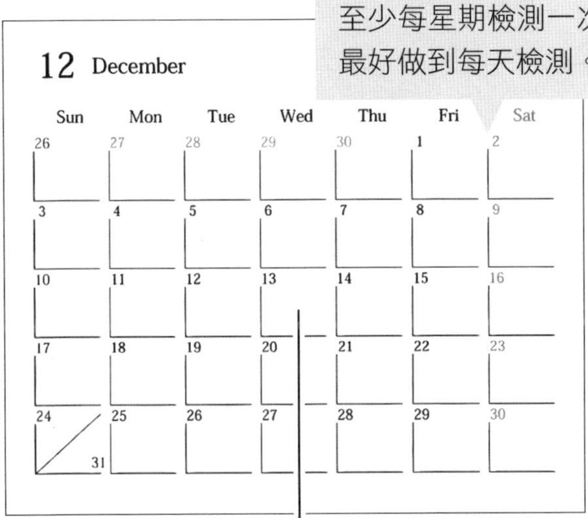

12 December
Sun Mon Tue Wed Thu Fri Sat
26 27 28 29 30 1 2
3 4 5 6 7 8 9
10 11 12 13 14 15 16
17 18 19 20 21 22 23
24 25 26 27 28 29 30
31

注意，不可移動眼睛。

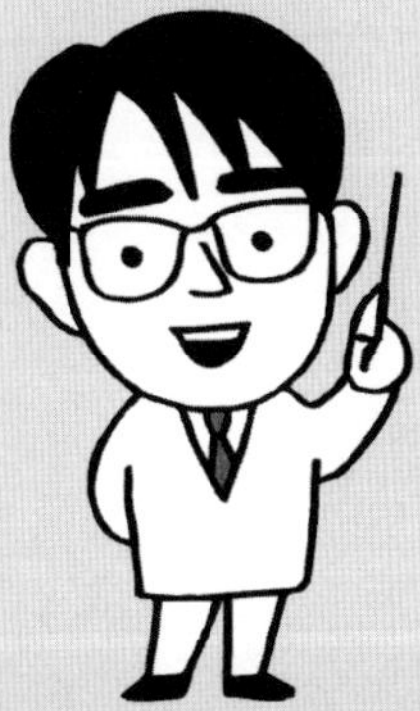

進行本測驗不需在意能否清楚看見數字，重點是將視線固定在月曆中央，觀察周圍哪些區域看不見，並確認這些區域的大小與範圍。然後與前一次測驗結果比較，以便評估目前的視野狀況，了解病情是否發生進一步變化。

小講堂

1

視野和視力有何不同？

視野和視力的區別，可參照第 34 ～ 35 頁的詳細解說，在此先做重點釐清。所謂的「視野」，是指眼球在完全不移動的情況下，所能看到的整體範圍；而「視力」則是指視野中心區域（即中央視野）看物體的清晰程度與識別能力。

在中央視野以外，仍可大致辨識物體形狀與動向的區域，稱為「有效視野」；而在有效視野之外，對形狀與顏色等辨識能力逐漸下降的區域，稱為「周邊視野」。

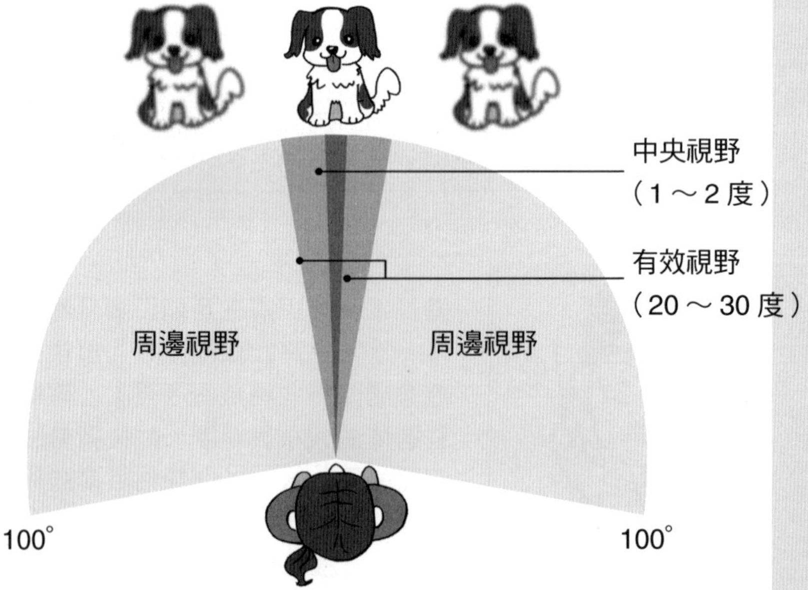
中央視野
（1 ～ 2 度）
有效視野
（20 ～ 30 度）
周邊視野
周邊視野
100°
100°

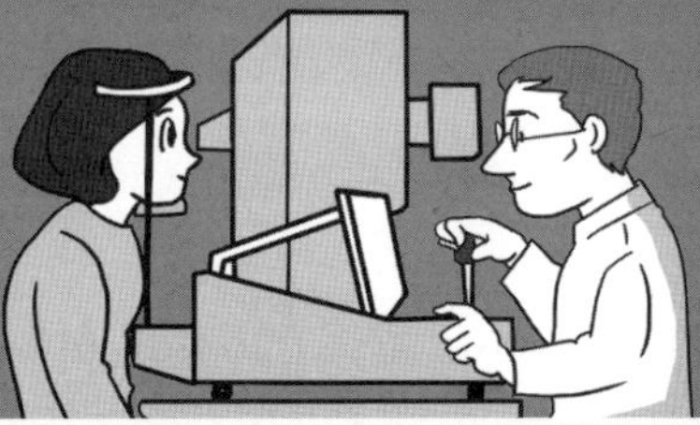

第 1 章

請告訴我青光眼的真相！

大家最常問我：
青光眼是什麼病？會失明嗎？
我現在的症狀會惡化嗎？可以治療嗎？

你可以在平松醫師的 YouTube 頻道觀看本章重點

青光眼可能失明嗎？

為什麼得青光眼？

年齡不同治療有別？

青光眼是視野缺損 導致視覺能力越來越差的疾病

青光眼，其實就是連接眼睛和大腦的「視神經」損傷所引發的疾病。簡單來說，眼睛（視覺）所捕捉的訊息必須經由視神經傳送給大腦，一旦視神經功能受損，會導致訊息傳送故障，因此損失部分視野，如果不加以治療，放任缺損部位持續擴大，最後甚至可能失明。

造成視神經受損的原因很多，像是眼睛內部的血液供應不足、年紀大造成的功能退化，或是視神經天生比較脆弱，還有最常聽到的——眼內壓太高。其中，眼內壓太高是影響青光眼惡化速度的最關鍵因素。治療青光眼的最基本訴求，就是控制眼內壓。

白內障和青光眼的病名很容易混淆，不過這是兩種完全不一樣的眼睛疾病。

白內障是眼睛裡的「鏡頭」，也就是水晶體變混濁，導致視力逐漸模糊的眼疾，它也是全球致盲原因第一名的眼疾。所幸的是，白內障在日本等醫療先進國家，只要動手術幾乎都可治癒，因此儘管盛行率高，年過八十歲的長者幾近於「人人有獎」，但已不再是可怕的疾病了。

反觀青光眼，即使年過八十歲，發病率大約也就是十分之一，問題在於，現代的醫療科技仍無法修復青光眼已缺損的視野，所以青光眼可說是更為棘手的眼疾。

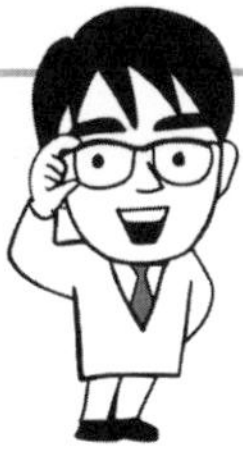

我來回答你！

青光眼是眼睛因為血流供應不足、老化、視神經脆弱、眼內壓高等多重因素的影響，損傷視神經，導致視野缺損的疾病。

■視神經將眼睛所捕捉的訊息傳送給大腦

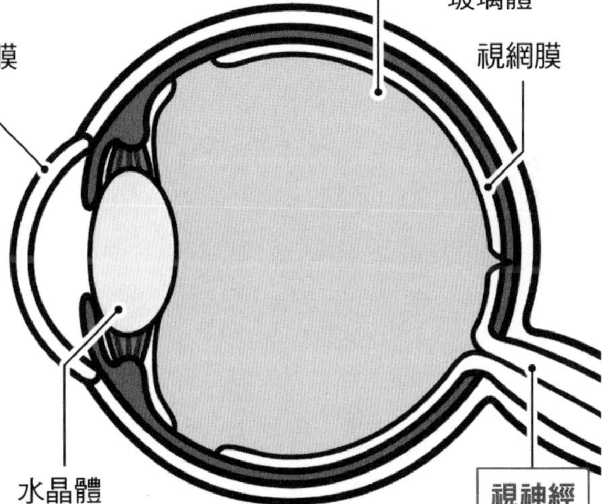

當眼睛捕捉到外界影像時，光線會依序穿過角膜、水晶體與玻璃體，最終投射在視網膜上。這些影像隨即被轉換為電信號，經由視神經傳送至大腦加以解讀。然而，若視神經受到損傷，這些信號將無法順利傳遞，導致視野出現缺損，這就是青光眼的主要表現。

重點看過來！

白內障……白內障是眼睛裡的「鏡頭」，也就是水晶體變得混濁，導致視力逐漸模糊的眼疾。大多數高齡者都會罹患白內障，所幸的是，手術後幾乎可以完全治癒。

青光眼最終會失明嗎？

不必過度擔憂失明而自己嚇自己

一聽到自己罹患青光眼，多數人第一個反應是擔心害怕：「我會失明嗎？」確實，青光眼是導致後天失明的首位眼疾。

但好消息是，只要及時接受正確治療，將近九十九%的患者並不至於失明。

根據已發表的學術研究，自一九九〇年代起所進行的一項長期追蹤調查顯示，在青光眼發病後的二十年間，雙眼失明的患者比例僅占一・四%。

更重要的是，這還是三十年前的統計資料。如今醫療科技不斷進步，診斷與治療技術早已大幅提升，因此患者不必過度擔憂而自己嚇自己。

不過，正如本書第二十四頁所提到的，雖然現代醫療手段能有效延緩視野缺損的惡化，卻仍無法恢復已經喪失的視野。因此，「早期發現、早期治療」對於青光眼而言，格外關鍵。

青光眼有多種類型，不同類型的症狀表現和惡化速度會有不同，詳細說明請參照第三十八～四十一頁。

可以確定的是，一般的青光眼發展到視神經損傷的過程是緩慢的，基本上不至於發生短期內視野大面積缺損，或忽然失明的緊急狀況。

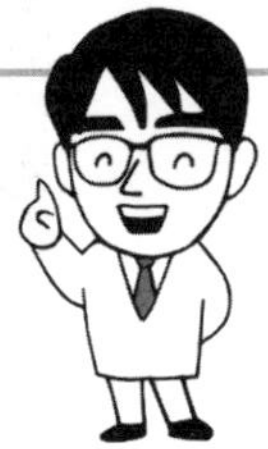

我來回答你！

青光眼確實是致盲的首位眼疾，但只要接受正確治療，而非置之不理，99%的患者都不至於失明。

■雙眼失明的青光眼患者比例僅 1.4%

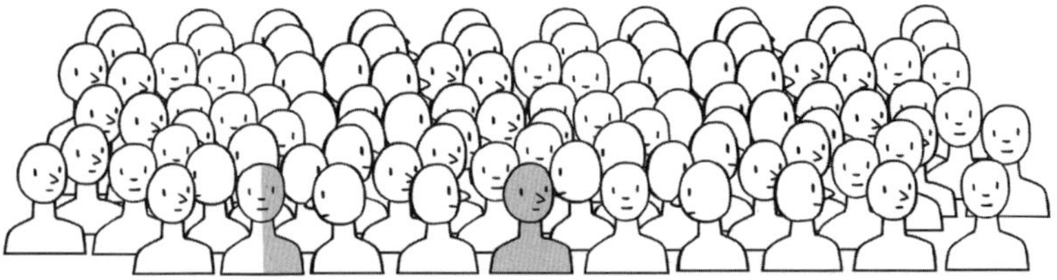

100 名青光眼患者當中僅 **1.4** 人！

這已經是 1990 年代的調查數據。在醫學科技昌明的今天，青光眼的失明風險更是微乎其微。

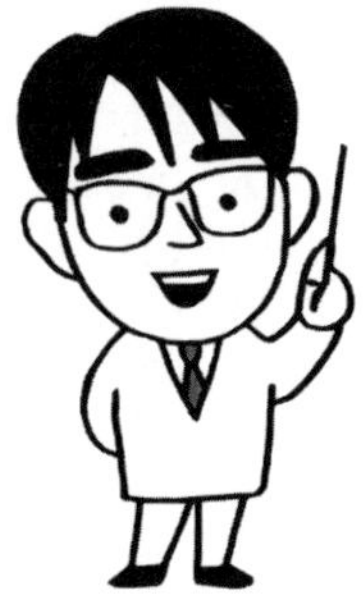

CHECK！

定期接受眼科追蹤檢查的必要性

青光眼患者只要接受妥善治療，幾乎沒有失明之虞。然而，即使是醫學科技進步的今天，仍無法讓缺損的視野復原、視神經再生。因此，年過 40 歲以後，務必定期接受眼科醫師檢查。

為什麼偏偏只有我罹患青光眼？

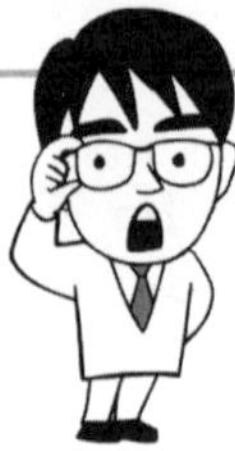

我來回答你！

不，你並不孤單。40 歲以上人口，每 20 人就有 1 人罹患青光眼；70 歲以上人口，更是每 10 人就有 1 人得青光眼，這是很常見的眼疾。

■青光眼患者容易陷入孤立無助感

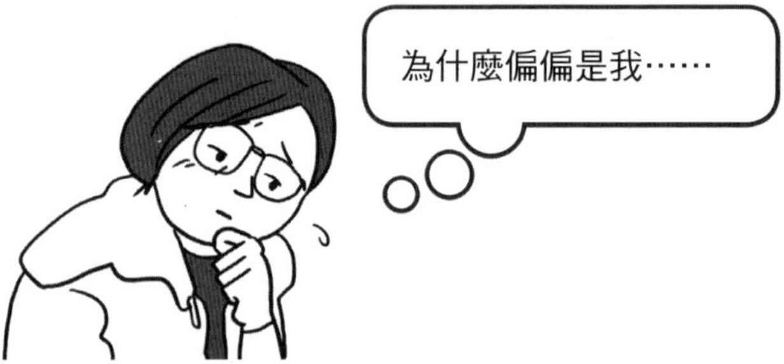

青光眼並不是罕見疾病

「為什麼偏偏只有我罹患青光眼？」青光眼患者似乎特別容易自怨自艾，併發憂鬱症的人不在少數，我推測這和「只有自己特別倒楣」的主觀經驗，和認為「自己運氣特別差」的孤立無援感受有關。

然而，青光眼絕非罕見疾病，相反的，它是極為普遍的眼疾，進入中高年以後，罹患人數就開始增多。醫學統計顯示，四十歲以上人口，每二十人就有一人罹患青光眼；七十歲以上，更是每十人中就有一人，因此可說是極為常見的眼疾。

筆者服務的醫院裡，除了本國患者，也接待了

■各年齡層的青光眼罹病率

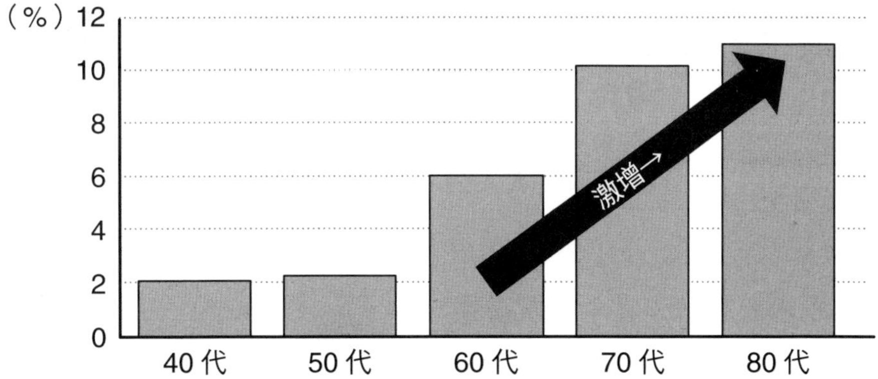

（%）
12
10
8
6
4
2
0
激增→
40 代
50 代
60 代
70 代
80 代

出處：參考「日本青光眼學會」網站圖表製作

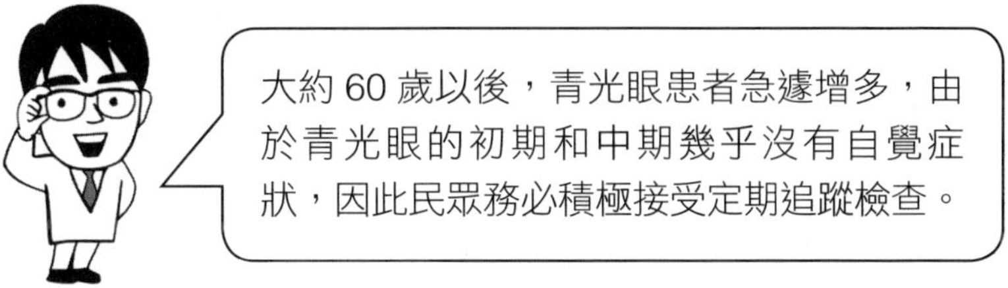

大約 60 歲以後，青光眼患者急遽增多，由於青光眼的初期和中期幾乎沒有自覺症狀，因此民眾務必積極接受定期追蹤檢查。

不少來自海外的病人，這顯示出青光眼在全球都是相當常見的眼疾。然而，不可諱言的是，日本人特別容易罹患青光眼（詳情可參閱第三十頁）。

許多青光眼患者也和你一樣感到沮喪甚至不平，這樣的情緒完全可以理解。但請記住，你並不孤單。國內有許多專業且用心的青光眼專科醫師，致力於陪伴患者走過治療歷程。在他們的協助之下，病人無需獨自承受恐懼不安。只要持續接受妥善的治療，未來的人生依然光明可期。

注意看這裡！

青光眼和憂鬱症的關聯……根據統計，一般人的憂鬱症罹病率約為五・二％，青光眼患者的憂鬱症罹病率則高達一〇・九％。

為什麼眼壓正常還是罹患青光眼？

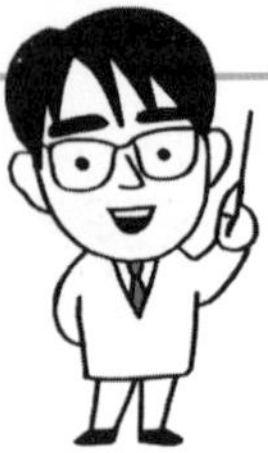

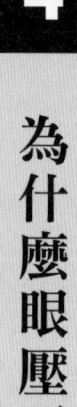

我來回答你！

視神經脆弱的人容易罹患正常眼壓型青光眼，又或者，在醫院檢測當時的眼內壓正常，但其他時候的眼內壓經常偏高而不自知。

■眼內壓在一天當中多次變動

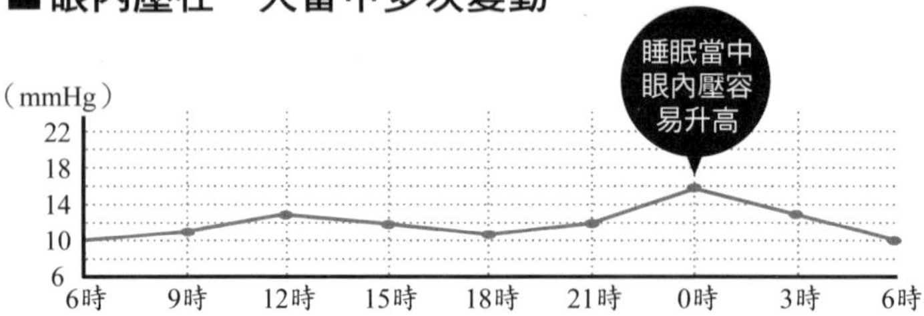
睡眠當中
眼內壓容
易升高
(mmHg)
22
18
14
10
6
6時
9時
12時
15時
18時
21時
0時
3時
6時

眼壓的變化有個體的差異性，以上圖表只是大略呈現眼內壓變動的一例。由於睡眠當中採取平臥姿勢，眼內壓通常會比較高（詳情參照第86～87頁）。

視神經脆弱也可能導致青光眼

青光眼患者的眼內壓通常高於正常值，這會損害視神經，進而引發視野缺損等症狀。

然而，即使眼內壓處於正常範圍，若視神經本身較為脆弱易受傷，仍可能因此罹患青光眼，這就是「正常眼壓型青光眼」，屬於青光眼的一種類型，也是日本最常見的青光眼類型。特別是高度近視者，罹患「正常眼壓型青光眼」的風險更高。根據統計，超過七成的青光眼患者都屬於此類型。

與其他國家相比，日本人的視神經天生較為脆弱，因此更容易受到損傷，這也解釋了正常眼壓型青光眼在日本的好發率。

臨床上可見，有的人眼內壓其實偏高，卻被誤以為「正常」。眼內壓和血壓一樣，一天當中不停變動，眼內壓的正常範圍在一〇～二一毫米汞柱，變動區間大約是三～六毫米汞柱。但是低溫寒冷或使勁用力時，眼內壓會自然上升，這是容易被忽略之處。

也就是說，患者在接受眼內壓檢查當時，數值雖顯示正常，但仍無法排除在其他時間的眼內壓變動，有可能長期偏高，在不知不覺間對視神經造成傷害。

不過，一般最常見的青光眼仍然是「正常眼壓型青光眼」和「高眼壓型青光眼」，兩者的治療方式和生活注意事項完全相同。

唯一必須留意的是，正常眼壓型青光眼的患者，眼內壓已經沒有繼續向下修正的餘地，「降低眼內壓」的治療手段基本上幾乎不可行，所以治療效果也有限。

CHECK！

正常眼壓型青光眼的眼內壓難下降

和高眼壓型青光眼相比，正常眼壓型青光眼的患者，眼內壓幾乎沒有繼續向下修正的空間，所以治療效果也有限。因為要將眼內壓從 20 毫米汞柱降到 10 毫米汞柱，遠比從 30 毫米汞柱降到 20 毫米汞柱困難。

青光眼可以治好嗎？

這世上有太多治不好的疾病

「青光眼無法痊癒！」聽到醫生這樣宣判，任誰都會心情惡劣。

前面已經多次強調，即使是先進的現代醫療科技也無法將失去的視野恢復原狀，從這個角度來說，青光眼確實是「不治之症」。

然而退一步想，這世上本來就有太多治不好的病，例如高血壓、糖尿病等生活習慣病，就是難以根治的疾病，病毒性疱疹等傳染病也難以完全治癒不再復發。

儘管無法完全治癒，但醫生仍然有妥善治療的各種法寶，可以減輕症狀或阻止病情繼續惡化，患者不需要抱病生活在憂慮恐懼之中。我們對青光眼也該如此看待。

雖然現代醫學對青光眼的治療不在於「完全治癒」，而僅限於「阻止症狀持續惡化」，但醫學發展日新月異，新藥、手術、再生醫療等各種治療手段都還在不斷進步當中，我們對青光眼的治療同樣抱持樂觀期待。

對於青光眼患者來說，最重要的是把握現有的治療資源，將病情穩定控制在目前階段，為迎接不久將來可能出現的治療新突破做好準備。

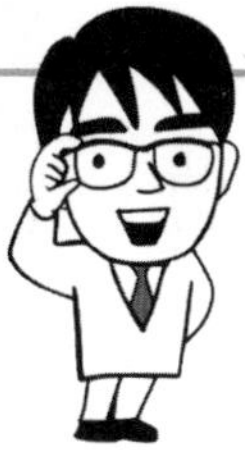

我來回答你！

雖然目前的醫學仍無法完全治癒青光眼，但可以有效控制病情、防止惡化，而各項創新治療技術與研究也在持續進步中。

■智能隱形眼鏡

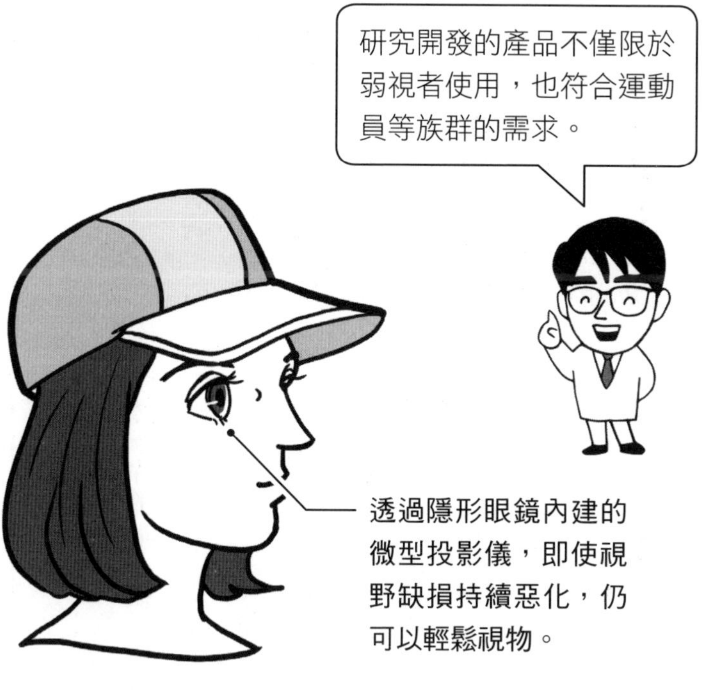

研究開發的產品不僅限於弱視者使用，也符合運動員等族群的需求。
透過隱形眼鏡內建的微型投影儀，即使視野缺損持續惡化，仍可以輕鬆視物。

重點看過來！

未來的青光眼治療……再生醫學已在動物實驗中成功促進視神經再生；基因治療領域也正積極投入新物質的研發，嘗試透過基因重組技術，產生具神經保護作用的蛋白質或因子。

醫生說我視野缺損，但是我明明看得很清楚……

青光眼的視野缺損並非突然發生，也不是眼前忽然一片黑暗，或是變得模糊不清。多數青光眼的視野缺損是從視野周邊，或是鼻側開始，以十～二十年的長時間緩慢惡化。

由於雙眼會彼此協調，互相補足視野上的缺損，因此許多人誤將視力當做視野，認為「我都看得見呀！」正因為缺乏自覺症狀，令人渾然不知視覺能力悄悄流失，也可以說是青光眼的可怕之處。

視野是「能夠看見的範圍」，視力是「辨識的能力」

如前所述，青光眼是一種視野缺損的疾病。所謂「視野」，是指眼球不移動的情況下，「能夠看見的範圍」；而「視力」則是指視野中央、感光最敏銳的「中心視區」所具備的「辨識能力」。

正常人的視野範圍大致為：向耳側約一〇〇度、鼻側約六〇度、上方約六〇度，下方約七十五度。青光眼的患者會在這一視野範圍內發生缺損，然而，若不是症狀嚴重，通常是不會有自覺的（想確認視野缺損的嚴重程度，請參照第十八～二十一頁的自我檢測進行測試）。

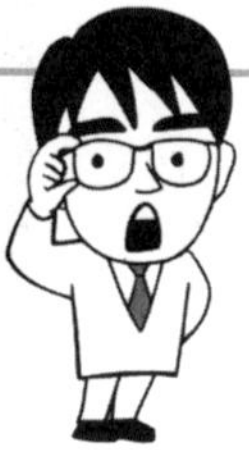

我來回答你！

由於雙眼會彼此協調，互相補足視野上的缺損，因此除非病情已相當嚴重，否則青光眼患者往往難以自覺到視力異常。

■正常的視野範圍

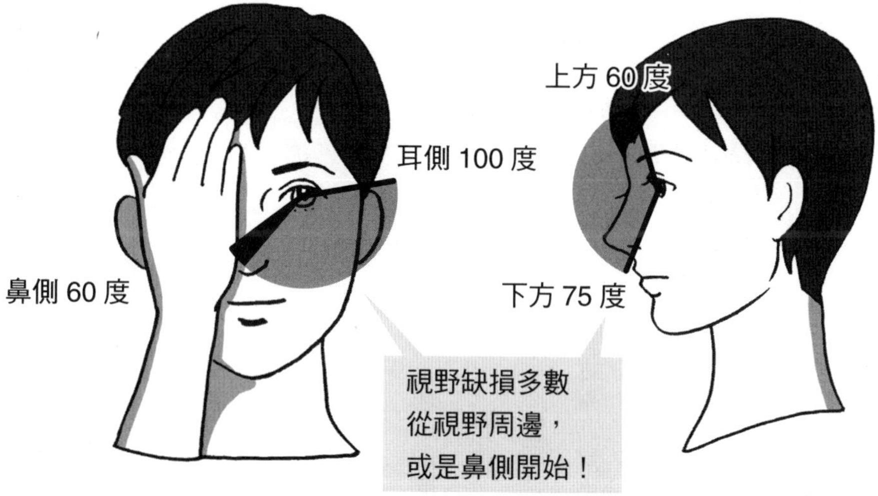

上方 60 度
耳側 100 度
鼻側 60 度
下方 75 度
視野缺損多數
從視野周邊，
或是鼻側開始！

CHECK！

即使半數的視野已缺損也不易自我察覺

青光眼的進程可分為初期、中期、後期三階段（詳細說明可參照第 36 ～ 37 頁），許多人即使已惡化至中期，半數的視野都已缺損，仍未必自覺，直到進入後期階段，才發覺自己似乎看不清楚。

青光眼的病情會如何發展呢？

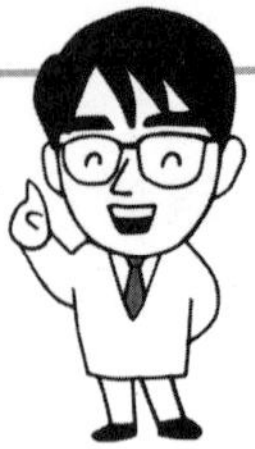

我來回答你！

青光眼初期以視野缺損開始，當視野缺損達到半數時，就進入中期階段，待病情進展至後期，視野會變得狹窄。

■視野缺損會如何發展呢？

（下圖是右眼視野缺損的發展模擬圖）

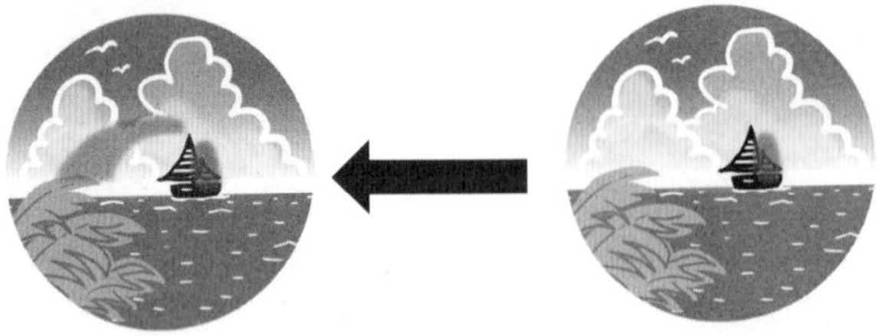

初期　　正常視野

初期～中期無自覺症狀，進入後期忽然感到視野變狹窄

青光眼的病情發展可分為初期、中期、後期三階段。初期開始出現視野缺損，當缺損達到半數時，進入中期階段，但多數患者仍未感受到明顯症狀。然而一旦病情進展至後期，病人會感覺視野突然變得狹窄，視力也急劇下降，此時才明顯發覺視力退化。

現代醫學無法讓失去的視野或受損的視神經復原，所以最重要的關鍵是把握視力仍然完好的初期～中期，盡早開始接受妥善治療。如果任其惡化到後期，勢必對日常生活造成諸多不便。

多數的青光眼都是以十～二十年的時間緩慢惡

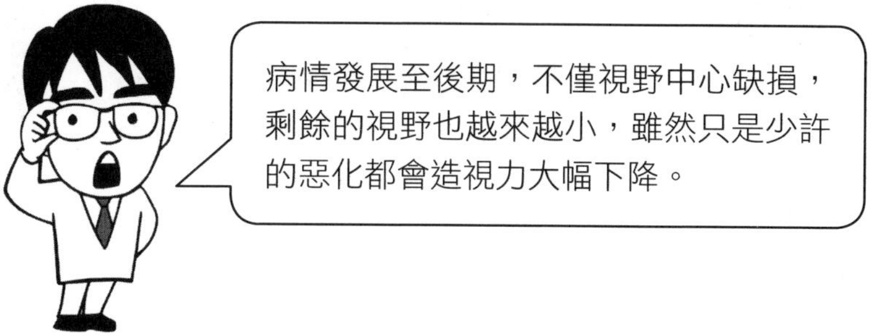
病情發展至後期，不僅視野中心缺損，剩餘的視野也越來越小，雖然只是少許的惡化都會造視力大幅下降。

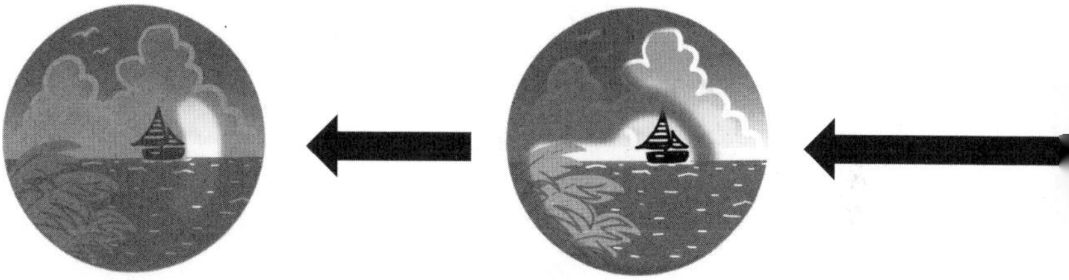

後期　　中期

化。初期到中期，視野先從周邊和鼻側開始消失，**進入後期，缺損已累及視野中央，也是感光最敏銳的「中心視區」，病人會感到視野忽然變狹窄。**

而即使惡化的速度都相同，但後期病人因為所剩的視野已經很狹窄，和初期～中期所缺損的視野相比，此時失去的一點點視野，從比例來看都很大，所以病人會明顯感到病情一天天惡化。

重點看過來！

後期的視野缺損……當後期的視野只剩下一〇％時，即使病情惡化一％，都會造成視覺能力大幅下降。

青光眼有哪些不同的類型呢？

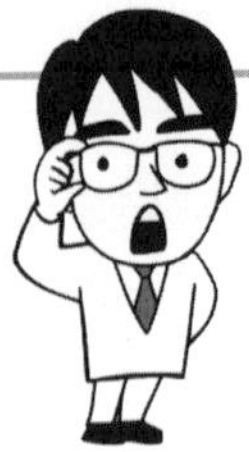

我來回答你！

主要可分為隅角開放型青光眼和隅角閉鎖型青光眼兩大類，前者進展緩慢，後者進展快速。

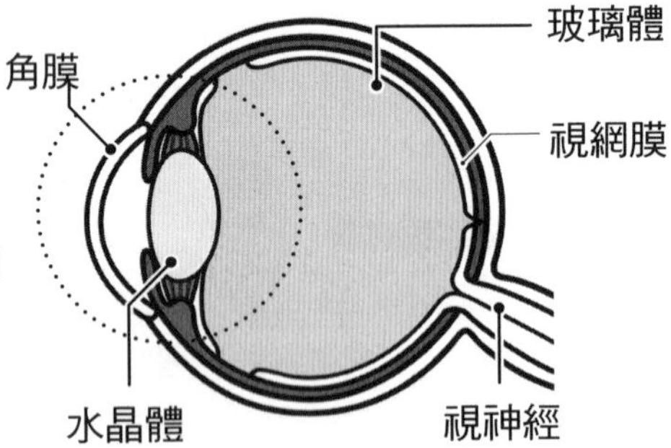

隅角開放型青光眼和隅角閉鎖型青光眼的區別

大約七十八%的青光眼屬於「隅角開放型青光眼」。這類型青光眼的發生，起因於眼球內的房水排出受阻。房水是一種為眼內組織提供營養的液體，用來補充血液輸送不到的部位。正常情況下，房水會透過眼睛裡名為「隅角」的排水通道流出；不過，當這個排水系統裡的過濾結構「小樑網」功能變差，房水排出不順，眼壓就可能因此升高，進而導致青光眼。而在「正常眼壓型青光眼」的患者中，也有不少人屬於隅角開放型。

隅角閉鎖型青光眼只占所有青光眼患者中的十二%左右，但發作時可能造成劇烈頭痛、嘔心反

■隅角開放型青光眼和隅角閉鎖型青光眼

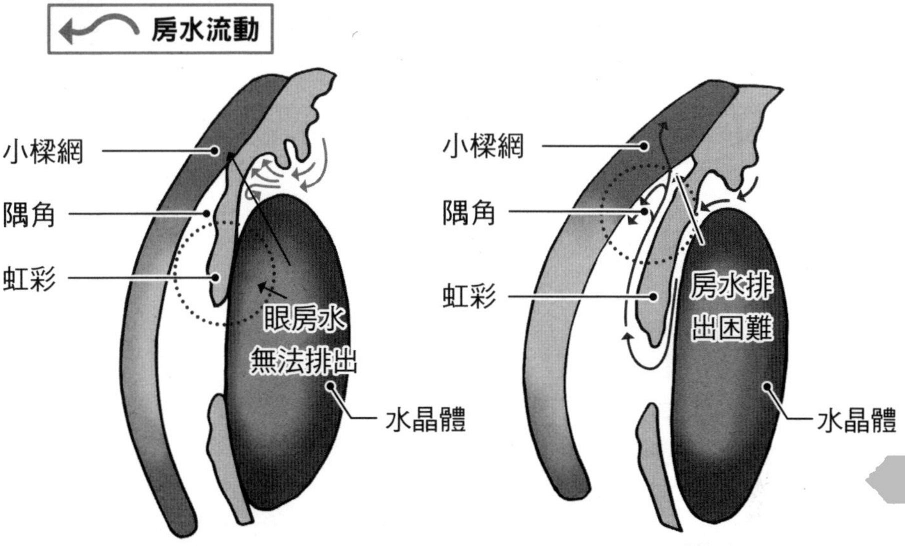

房水流動
小樑網
隅角
虹彩
眼房水
無法排出
水晶體
小樑網
隅角
虹彩
房水排
出困難
水晶體

隅角閉鎖型青光眼　　隅角開放型青光眼

胃，如果不及時接受適當治療，不排除在幾天之內失明的風險，所以必須格外謹慎處理。隅角閉鎖型青光眼起因於隅角阻塞，房水無法排出，導致眼內壓升高而發病。

此外，治療其他疾病的用藥也可能誘發隅角閉鎖型青光眼。例如，會抑制消化器官活動的藥物（感冒藥或接受內視鏡檢查時使用的藥物等）、安眠藥、身心科用藥、全身麻醉藥等，都是隅角閉鎖型青光眼的禁忌用藥。患者在接受其他科醫師的治療時，必須向醫師正確告知自己罹患隅角閉鎖型青光眼的用藥禁忌。

重點看過來！

隅角閉鎖型青光眼……隅角完全阻塞，眼內壓急遽升高，發作時會劇烈頭痛、噁心反胃。

據說青光眼還有其他多種類型……

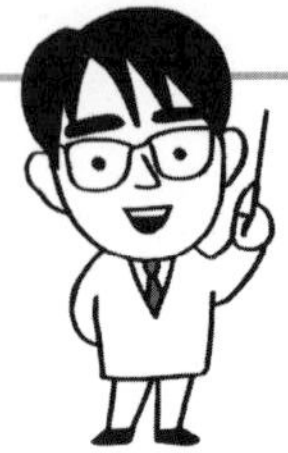

我來回答你！

臨床上可見因為其他疾病、發炎或用藥等因素，誘發青光眼，以及嬰幼兒即發病的小兒青光眼。

■兒童的眼球為何膨脹變形成為「牛眼」？

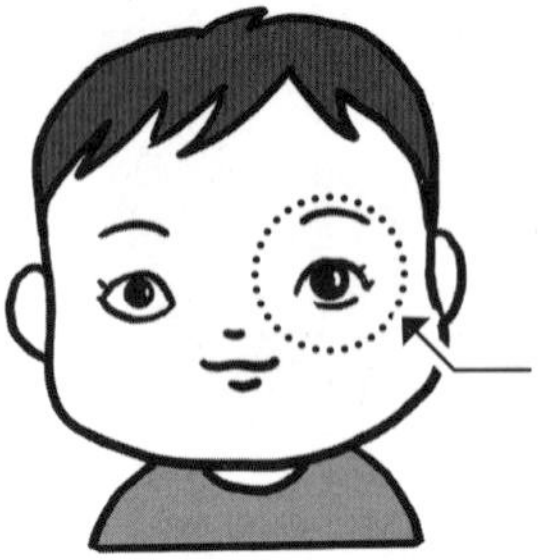

兒童的眼球柔軟，一旦眼內壓升高，就容易受壓迫而膨脹變形，角膜被撐開，黑眼珠變大，乍看有如圓滾滾的牛眼般非常可愛。

什麼是繼發性青光眼與小兒青光眼？

青光眼的患者當中，大約有一成是「繼發性青光眼」，這是泛指因為其他疾病引起的青光眼。

典型的繼發性型青光眼有「新生血管型青光眼」（糖尿病視網膜病變、視網膜中央靜脈阻塞等病變引起）、「落屑型青光眼」（水晶體或瞳孔上堆積微小蛋白質碎片造成），其他還有葡萄膜炎引發的青光眼等。

治療繼發性青光眼，必須從引發眼疾的原發疾病著手。將原發病症治好了，青光眼的症狀也可能從此痊癒。

弔詭的是，在治療原發疾病的過程中，反而引發青光眼的案例所在多有，而且這種繼發性青光眼**比一般的青光眼更難以治療**。原因就在於原發的疾病已導致血液循環低下、組織容易發炎，這些不良條件都為治療增添諸多變數。

使用類固醇引起的**類固醇性青光眼**，也是繼發性青光眼的一種。雖然停止使用類固醇，症狀就得以改善，然而一旦再使用類固醇，眼內壓又會升高，再度誘發青光眼症狀。

原發的先天性青光眼，是先天隅角結構異常所引起，幾乎是一出生就發病。由於嬰幼兒的眼球柔軟，眼內壓一升高就容易壓迫眼球膨脹變形，黑眼珠（角膜）被撐開，黑眼珠變大，乍看有如**圓滾滾的「牛眼」般非常可愛，是其外部特徵**。

年輕隅角開放型青光眼是隅角結構輕度異常的孩子，在成長過程的四歲至二十多歲之際發病。

除此之外，還有先天性的眼部異常、糖尿病或唐氏症等因素導致的繼發性小兒青光眼。

嬰幼兒期到二十多歲之間發病的青光眼，對於點眼治療的反應不佳，因此初期多是以手術治療為主。

CHECK！

繼發性青光眼的主要原因仍然是眼內壓升高

繼發性青光眼有可能是糖尿病或血管疾病等全身性疾患、各種眼部疾病、使用類固醇等藥物引發的副作用等因素，誘發眼內壓升高所導致。也就是說，根本的原因是其他疾病，進而導致眼內壓升高。

哪些眼疾容易被誤診為青光眼呢？

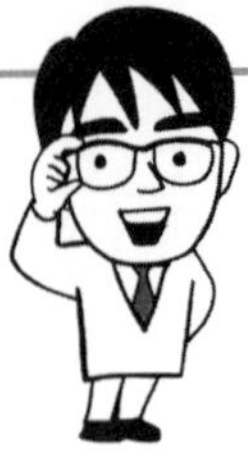

我來回答你！

診斷上容易和視網膜靜脈阻塞、前部缺血性視神經病變等眼部疾病，以及腦中風、腦腫瘤等引起之病變混淆。

■疑似罹患青光眼時，首先諮詢專科醫師

懷疑可能是青光眼時，請盡快諮詢專科醫師！

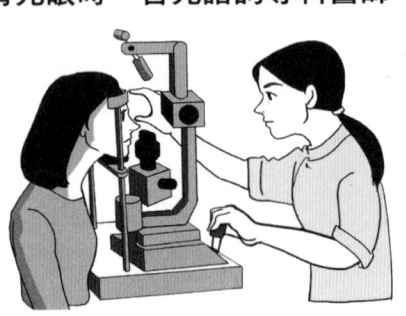

青光眼診斷困難，應諮詢專科醫師的意見

「你得了青光眼。」當醫生這樣告知你的時候，先別急著照單全收！

青光眼的診斷是非常困難的，筆者服務的醫院裡，不乏從其他醫院轉診過來的青光眼病人，經過審慎檢查後才發現，他們的視野缺損並非青光眼造成，而是其他疾病引起，甚至是其他疾病併發的青光眼。

這類誤診特別容易發生在十多歲到三十多歲的年輕世代，因此視野缺損正持續惡化的病人要謹慎區別。臨床上最容易與青光眼混淆的疾病，當屬視網膜靜脈阻塞。這是一種眼底血管阻塞所引

發的疾病，主要症狀包括眼底出血與水腫。儘管這些症狀通常會自行消失，但視網膜神經層可能因此變薄，進而導致視野變窄、在光線昏暗的環境下視力減低等問題。雖然多數眼科醫師都可以做出正確診斷，但若未能仔細觀察白內障或視網膜的特徵性變化，就可能將此病誤判為青光眼，導致延誤治療。

前部缺血性視神經病變，也很容易與青光眼混淆。這是視神經前端（靠近視神經乳頭）的血流供應不足，導致視神經受損的疾病。和青光眼難以區別。

還有SSOH（上節段視神經發育不全），這是一種先天性的輕度視神經發育異常，由於其視神經乳頭的上方較扁平或萎縮，造成視野缺損，表現與青光眼相似，也容易被誤診為青光眼。

最後是腦部疾病引發的視野缺損。腦中風（腦血管阻塞或腦出血）、腦動脈瘤等循環系統疾病，以及腦腫瘤等癌病變，都可能導致視野缺損。

青光眼在診斷上有其困難度，為了避免誤診，**最有效的作法就是諮詢專科醫師**。經過專科醫師診斷後，後續的常規治療可就近尋找方便往返就診的眼科。

CHECK！

年輕世代要當心視野缺損！

與中高齡的人比起來，10～30歲年輕世代的視野缺損更有可能是青光眼以外的嚴重疾病引起，所以診斷上必須格外謹慎。此外，年輕世代的青光眼有可能需要初期的手術治療，因此在治療設備上也有更多要求。

罹患青光眼的人比較容易得憂鬱症，是真的嗎？

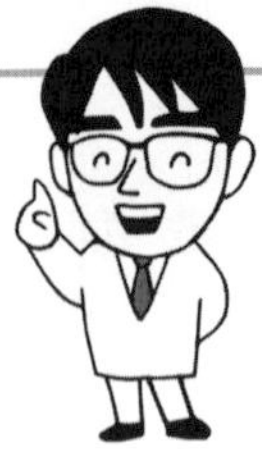

我來回答你！

根據統計，罹患青光眼的人，得憂鬱症的機率是一般人的兩倍。

■善用身心科與精神科

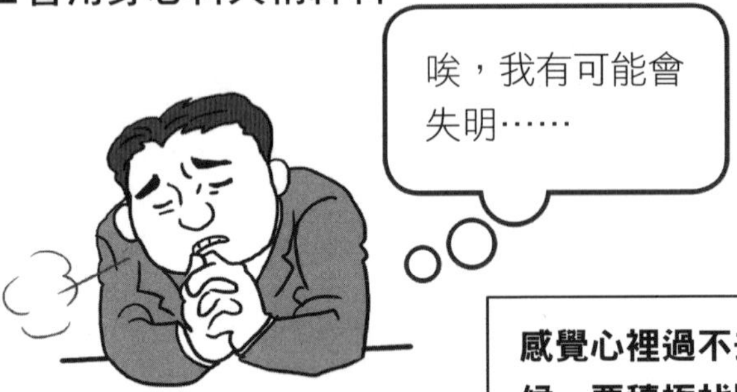

感覺心裡過不去的時候，要積極找醫生！

宜盡早尋求身心科或精神科的協助

「我會失明嗎？」

任何人被醫生宣判得了青光眼，必定會擔心有一天可能失去視力，臨床上，為此焦慮到夜晚無法成眠的病人，還真的不在少數。

憂慮本身就是一種壓力，長期承受重大精神壓力，自然容易罹患憂鬱症。事實上，青光眼的病人又罹患憂鬱症的機率確實比較高。

如同第二十六～二十七頁的說明，只要持續接受正確治療，青光眼幾乎不會失明。對病人來說，認知到這一事實，不過分擔憂、鑽牛角尖，是非常要緊的事。

儘管如此，倘若焦慮感始終揮之不去，建議盡**早尋求身心科或精神科的協助**。坦白講，許多醫師，包括筆者在內，即使已經感覺到「這位病人似乎陷入憂鬱了」，我們仍然很難開口請病人去找身心科或精神科。所以，如果是你本人或你的家人因此陷入憂鬱，請積極接受這方面的專科醫師協助。

而此刻手握本書的你，為了治療青光眼，用心蒐集相關資訊，可見得你是一位努力尋求治療、願意為改善病情而修正生活習慣的人。科學研究證實，**積極蒐集資訊的病人，治療成效更勝不願面對事實或任由醫師處置的病人**。

雖然思慮過度恐有罹患憂鬱症的風險，但是認真尋求有用的正確資訊，仍然是面對疾病的最佳解答。至於始終糾結在「為何偏偏是我」而受到無助感折磨的病人，不妨上網聽聽病友們在 YouTube 頻道上的分享，相信對你會大有幫助。

CHECK！

當心睡眠不足！

「睡不著」是危險信號！研究顯示，只要連續 5 天、1 天睡眠時間不足 4 個半小時，就會加重焦慮、抑鬱情緒。如果因為擔心失明，憂慮未來而感到焦慮、孤獨無助，就要當心罹患憂鬱症的風險。

對青光眼有防病於未然的方法嗎？

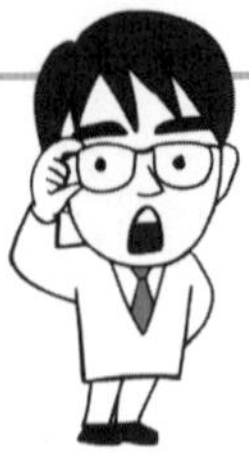

我來回答你！

定期接受眼底追蹤檢查，用心攝取均衡飲食，並養成運動習慣，可降低罹病風險。

■定期接受眼底檢查有助於早期發現、早期治療

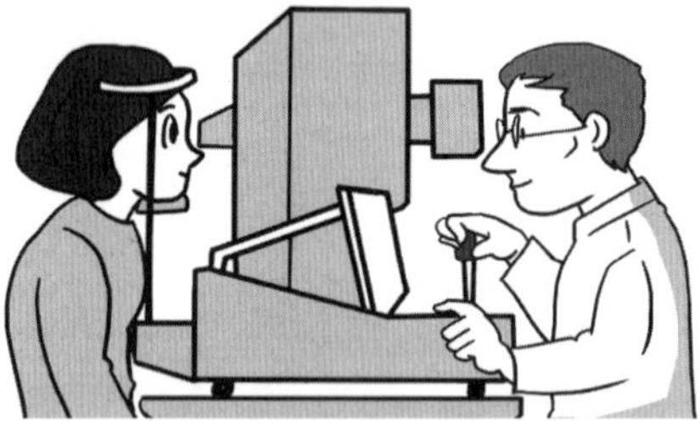

※眼底檢查的細節請參照第 116 ～ 119 頁

首要的預防之道莫過於接受檢查，以便早期發現

「家人得青光眼，我想提前預防。」

「我是深度近視，擔心容易罹患青光眼……」

不少人擔心自己會得青光眼，為此前來諮詢預防方法的民眾很踴躍。面對他們的詢問，我不免又要老生常談，因為預防青光眼的方法無他，就是早期發現、早期治療。現階段的醫療無法修復已缺損的視野或受損的視神經，所以必須在視野缺損最輕微的初期，就開始接受治療，這是有效預防的關鍵。

　而早期發現青光眼的最佳利器，就是眼底攝影和眼底檢查。

所謂「眼底」，是指眼球底部，檢查之前必須先點散瞳劑，在瞳孔張開的狀態下，透過強光進行觀察。

希望接受更進一步精密檢查的民眾，可以做OCT檢查。OCT檢查是一種影像學檢驗，可呈現視神經與視網膜等各部位高解析度的橫切或縱切剖面3D影像，從中檢視視神經的厚度，以及是否退化。

醫學研究結果顯示，日常多攝取維生素A和維生素C的人比較不容易罹患青光眼，而不吃肉的人比較容易得青光眼。這說明飲食不均衡，可能提高患病的風險，平日養成營養均衡的飲食習慣，有助於預防青光眼。

血壓過高或過低，也是罹患青光眼的危險族群。前者應控制鹽分攝取，不要吃太鹹；後者則需要多運動。長時間伏案、運動不足，都會傷害眼睛健康。建議養成每星期至少健走三天的運動習慣，每次健走至少三十分鐘。

眼壓高的人，以及視神經已受損但尚未演變成青光眼的人，盡早接受積極治療，也是有效的預防策略。

CHECK！

有家族青光眼病史的人要注意！

青光眼是否會遺傳，現階段研究尚未有明確結論，而即使有遺傳性，機率也極低。儘管如此，從臨床統計可知，近親當中若有青光眼病史，本身罹患青光眼的風險確實比較高，建議盡快諮詢專科醫師，並定期進行追蹤檢查。

年齡層不同，治療策略有別？

症狀相同，年齡層不同，治療策略有別

日本人的平均壽命全世界最長，而且還在持續增長當中。所以無論你正處於哪一個年齡層，都要以「活到百歲」的預期壽命來思考自己的治療方針。

如果是一〇～二〇歲世代的年輕族群罹患青光眼，醫師會考慮是否屬於「先天性房水排出異常」所引起。把握疾病的早期階段，評估進行手術或雷射治療的必要。儘管這些治療方式一般被視為最後手段，但是年輕患者為了保留視力，有時需要提早介入。

三〇～五〇歲世代是面臨各種社會責任的壓力世代，為了拚事業、照顧一家老小，容易疏於自我照顧。不少人因為生活忙碌而放棄治療，直到專科醫師接手時，已經錯失了最佳治療時機。為了將來的視力健康著想，請無論如何都要挪出時間，定期接受適當的治療。

進入六〇～八〇歲世代，越來越多人同時罹患青光眼和白內障（參照第一五六～一五九頁），面對仍大有可為的將來，應該從積極治療的角度思考治療方針。

九〇歲以後，不妨將餘命放在天秤上掂量，和醫師討論該積極治療到何種程度較為合適，權衡利弊後再做決定。

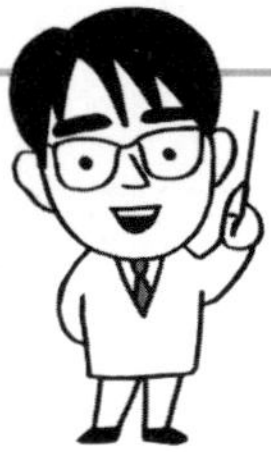

我來回答你！

不同年齡層的治療方針也不一樣，基本上，八十歲以前都應接受積極治療。

■不同年齡的治療方針

年齡層	10～20 歲世代	30～50 歲世代
傾向	很少見一般的青光眼發病	30～40 歲世代發病率約為 1～2%，年過 50 歲以後開始增多。
風險	這一年齡層的青光眼患者多數有眼房水排出不順的問題	容易因為忙於工作、照顧一家老小等社會任務而延誤就醫。
治療重點	先天型、小兒型、年輕型青光眼患者，不應只限於消極接受點眼藥的基本治療，可檢討盡早接受雷射或手術的積極治療。	務必在忙碌的生活中找出時間，積極接受治療。如未能妥善治療，有可能延誤病情。

年齡層	60～80 歲世代	90 歲以上
傾向	60 世代的發病率大約 6%，進入 70 歲世代暴增到 10%。	上年紀以後發病率也隨之升高
風險	80 歲世代的女性發病率為 8.9%，男性則倍增至 16.4%。	年歲已過後期高齡者，進入超高齡的階段。
治療重點	青光眼合併白內障的病例多，除了持續接受點眼藥的基本治療，也可以考慮國民健康保險適用的 MIGS（參照第 154～155 頁）等手術的必要性。	必須將餘命時間納入考慮，與醫師商討積極治療的必要性，再決定治療方針。

小講堂

2

青光眼病人有哪些用藥禁忌呢？

抗膽鹼藥物有擴張瞳孔的作用，類似於散瞳劑，所以在罹患隅角閉鎖型青光眼（參照第 38 頁）時，不可使用抗膽鹼藥物。如果因為藥力使瞳孔過度擴大，壓迫隅角變得狹窄，會有引發急性青光眼的危險。

許多藥物都含有抗膽鹼成分，例如綜合感冒藥、鼻炎用內服藥、安眠藥、抗焦慮劑，尤其要注意抗過敏藥物、心臟病用藥等。使用前務必先諮詢醫師或藥劑師。

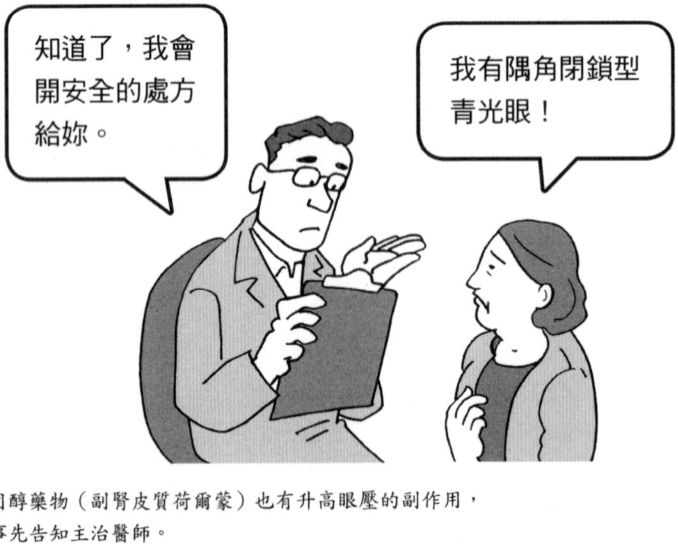
知道了，我會
開安全的處方
給妳。
我有隅角閉鎖型
青光眼！

※ 類固醇藥物（副腎皮質荷爾蒙）也有升高眼壓的副作用，應事先告知主治醫師。

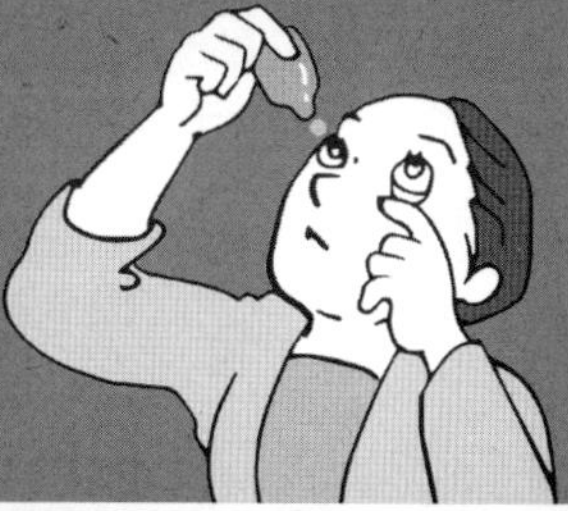

第 2 章

這樣做，降眼壓！

治療青光眼的成效，關鍵就在於能否降低眼壓。那麼，什麼是眼壓？怎麼做可以降眼壓？請看以下分解。

你可以在平松醫師的 YouTube 頻道觀看本章重點

青光眼的治療與眼壓　治療青光眼的眼藥　提升藥效的點眼藥手法

眼球內的房水循環不良，眼壓就會升高

所謂「眼壓」，是「眼球用來維持一定硬度的內部壓力」，有了這樣的硬度，眼球才能夠發揮生理功能。

眼球內部有一種睫狀體的組織，會源源分泌出「房水」。水晶體本身是沒有血管的，房水的作用相當於血液，它在眼球內循環，輸送氧氣和營養，供應水晶體、玻璃體、眼角膜所需，最終從眼球的「隅角」排出。

眼壓來自房水均衡的分泌與排出，維持正常壓力。但是，當房水排出口的「隅角」狹窄或是阻塞，房水的新陳代謝循環受阻，眼球內部就會堆積過多水分，造成眼壓升高。這就好比氣球灌入過多的空氣，變得硬邦邦，眼壓因此升高，眼球也會發脹變硬。

簡而言之，**「眼壓高」就是眼球內部水分累積過多，導致眼球內部壓力大過眼球外部的壓力。**

青光眼造成的視神經受損，往往是多重因素累加的結果。這些因素包括：眼球裡的血流供應不足、年紀大的視神經退化、視神經本身比較脆弱、眼壓升高等。諸多因素當中，現代西方醫學唯一可以控制的，也只有眼壓，所以我們對青光眼的治療，完全以「降低眼壓」為主軸。

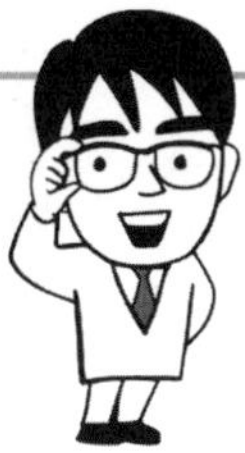

我來回答你！

眼壓是眼球維持硬度所需的內部壓力，
眼球內的房水代謝直接影響眼壓的調控。

■什麼是維持眼球硬度所需的眼壓？

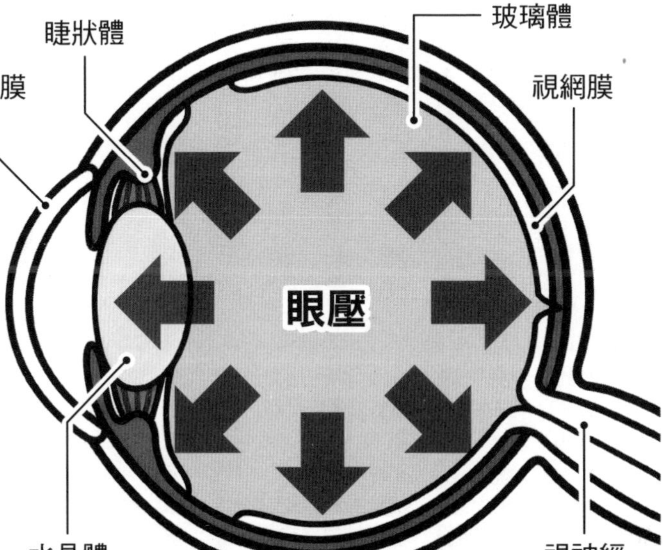

眼壓來自房水均衡的分泌與排出，維持正常壓力。當房水的排出功能變差，眼球內部累積房水過多，就導致眼壓升高。

重點看過來！

眼壓的正常值……眼壓的正常值為 10 ～ 21 毫米汞柱。每個人的適度眼壓都不同，眼壓也像血壓一樣經常變動，一天當中可以相差 3 ～ 6 毫米汞柱。

眼壓高會引發哪些傷害呢？

即使眼壓高也不會有自覺症狀

當房水的分泌和排出不平衡時，過多的房水就會造成眼壓上升，本人卻不會有自覺症狀。至於過度用眼導致眼睛疲勞，或是睡眠不足，其實對眼壓的影響並不大。就算是眼壓高，只要尚未造成視野缺損、視神經乳頭（視神經的出口）無異樣，只是歸類為「高眼壓症」，基本上定期追蹤觀察即可。

然而，倘若眼壓始終居高不下，就會有視神經受損的風險，因此必須斟酌眼壓的變化與年齡因素，必要時盡快接受青光眼治療。

眼壓驟然升高的急性青光眼，則會有多種表現症狀。青光眼急性發作起因於房水出口的隅角完全阻塞，不斷分泌的房水無法排出，眼球裡的房水持續累積，眼球因為飽脹而變得硬邦邦。

當眼壓急遽升高時，會發作急性青光眼的各種症狀，包括劇烈頭痛、眼窩底疼痛、噁心反胃、眼睛充血。此外，目視燈泡等照明光時，會看到一輪虹彩光暈的「虹視症」，也是急性青光眼發作的症狀表現之一。劇烈頭痛有時不易與眼睛疾病產生聯想，可能因此錯失治療而導致短暫失明，必須注意鑑別。

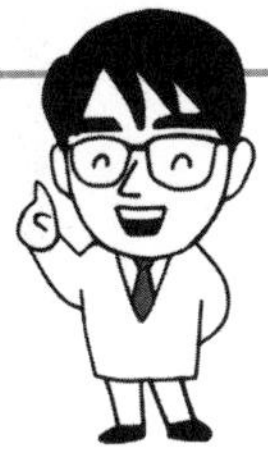

我來回答你！

眼壓高會有罹患青光眼的風險，如果眼壓急遽上升，還可能急性發作。

■急性青光眼的主要發作症狀

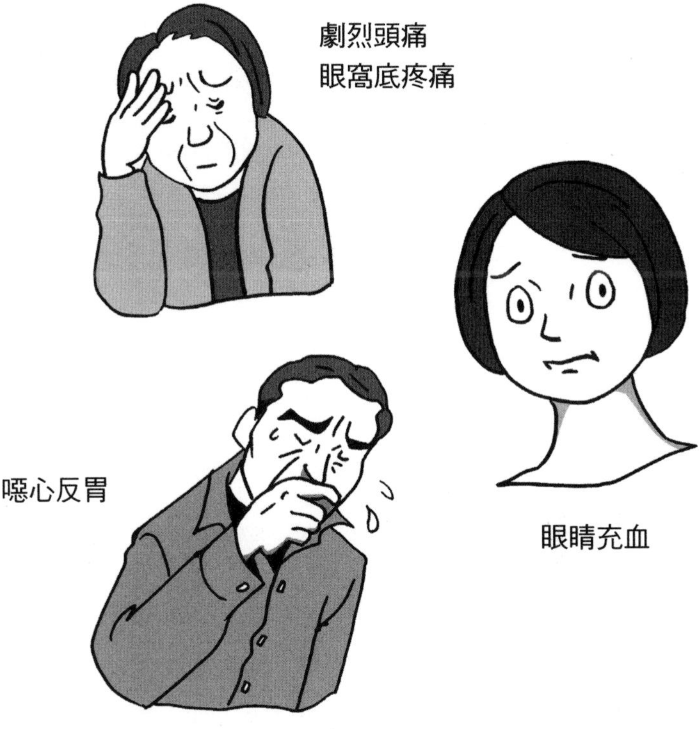

重點看過來！

急性青光眼發作……眼壓急遽升高，爆發急性青光眼的初期症狀，像是頭痛、噁心，容易和腦部疾病混淆，有時因此延誤治療，必須小心辨別。

眼壓應該降到多低才安全？

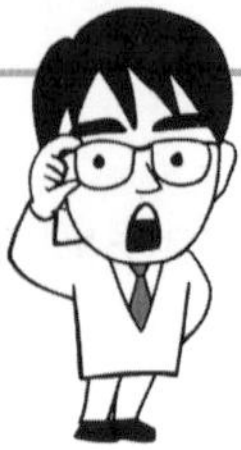

我來回答你！

適當眼壓因人而異，應多次測量眼壓之後，再決定治療方針。

■採用戈德曼（Goldmann）壓平眼壓計測量

點麻醉眼藥後，醫師將測壓頭輕觸病患角膜進行測量。取多次測量的平均值，做為該病患的基準眼壓。

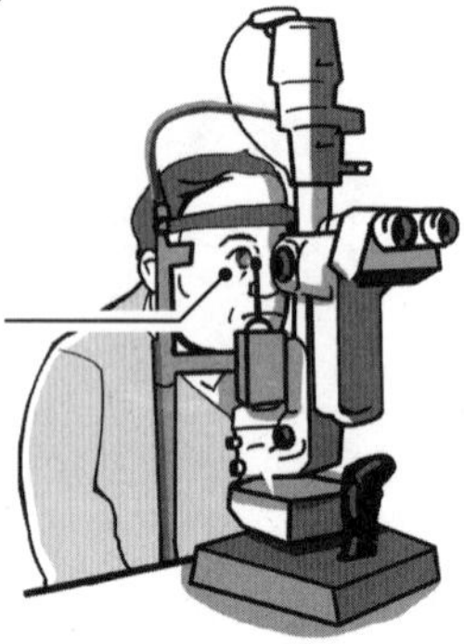

「適當眼壓」和「目標眼壓」因人而異，需個別評估

對於被診斷為青光眼的患者，治療的第一步是測量眼壓。經過多次測量後，計算出個人的平均眼壓，這個數值稱為「基準眼壓」。

接下來，醫師會根據基準眼壓，推算出對該名患者而言較為理想的「適當眼壓」，進而訂出做為治療目標的「目標眼壓」。

由此可見，適當眼壓與目標眼壓都不是固定標準，而是根據每位患者的狀況「量身訂做」。舉例來說，有些人雖然眼壓偏高，卻未出現視野缺損；反之，有些人即使眼壓低於一般標準，視野卻仍在持續惡化。這也說明了個別化評估的重要性。目標眼壓的訂定方式主要有兩種：

方法一，**是將基準眼壓減去三〇%**。例如，若某患者的基準眼壓為二〇毫米汞柱，則其目標眼壓約為十四毫米汞柱。

方法二，**是根據視野缺損的進展程度設定不同階段的目標眼壓**。例如，初期可能設為十八毫米汞柱，中期降至十五毫米汞柱，後期則需更積極控制在十二毫米汞柱。

當然，這些方法並非絕對準則。實務上，醫師會斟酌患者整體病情與反應，靈活判斷。有些情況下，醫師**不設固定的目標眼壓，而是根據視野缺損病情，盡可能將眼壓控制在更低範圍**，以保護視神經。至於是否需要設定明確的目標眼壓，以及如何設定，不同醫師會有不同見解與策略。

一旦確立目標眼壓，治療便正式展開，通常從眼藥水處方開始。如果眼壓順利降低，代表治療奏效，便可持續使用相同藥物。若眼壓始終無法達標，且視野缺損持續擴大，就必須更換處方或增加藥量。

萬一藥物治療效果仍不理想，視野缺損無法控制，醫師會進一步檢討雷射治療或手術的必要性，以守住病人的視野。

CHECK！

關於適當眼壓和目標眼壓的設定

正常眼壓的範圍是 10～20 毫米汞柱，而七成的日本青光眼患者都屬於正常眼壓青光眼（詳見第30～31頁）。對於這類型病患，應調降適當眼壓或目標眼壓，使其更低於一般正常眼壓範圍。目標眼壓的下限大約在 4～6 毫米汞柱，不過單用藥物治療並無法降至這一數值。

治療青光眼的點眼藥有哪些呢？

治療初期首選前列腺素衍生物類眼藥

治療青光眼的基本方式，是使用點眼藥來降低眼壓。依據藥物的作用機轉，大致可分為兩大類：**抑制房水分泌型，以及促進房水排出型**（詳見第五十九、六十一頁）。

在介紹這兩大類藥物之前，我們先簡單回顧眼壓的產生機制。

眼睛的睫狀體分泌房水，在眼球內循環，然後從隅角排出。房水的分泌和排出達到平衡，可保持正常眼壓，但是當隅角狹窄或堵塞，造成房水的代謝不良時，眼壓就開始升高，進而引發青光眼。

根據日本《青光眼診療指引》，在青光眼的治療初期，建議優先選用前列腺素衍生物類點眼藥。筆者個人在臨床上也常以此類藥物做為第一線處方。常見的前列腺素類藥物包括：EYBELIS®、XALATAN®、TAPROS®、TRAVATAN®、LUMIGAN®等。

這類藥物一天只需點用一次，降壓效果穩定且顯著。不過這類藥物也容易產生副作用，詳情請參考左頁表列說明。

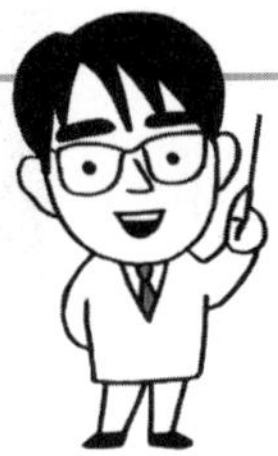

我來回答你！

主要分為「促進房水排出型」與「抑制房水分泌型」兩大類，主流為「前列腺素衍生物類」藥物。

■青光眼治療眼藥①

促進房水排出型		
EYBELIS ®	XALATAN ®、TAPROS ®、TRAVATAN ®、LUMIGAN ®	DETANTOL ®
前列腺素衍生物類（EP2 受體促效劑）	前列腺素衍生物類（FP 受體促效劑）	α1 交感神經受體阻斷劑（α1 受體阻斷劑）
1 天使用 1 次	1 天使用 1 次	1 天使用 2 次
效果顯著	效果顯著	效果不顯著
角膜增厚、眼睛充血、眩光、眼睛疼痛等副作用 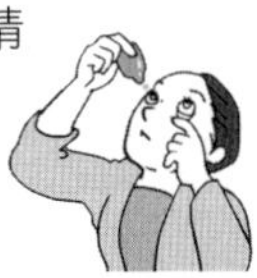	眼睛充血、睫毛變長、眼周發黑、葡萄膜炎、結膜過敏、眼窩凹陷等副作用	眼睛異物感、視力模糊、眼睛充血、頭痛、結膜過敏等副作用。多數做為輔助使用

促進房水排出型		
GLANATEC ®	RESCULA ®	SANPIRO ®
ROCK 阻斷劑	離子通道開口劑	副交感神經促效劑
1 天使用 2 次	1 天使用 2 次	1 天使用 3～5 次
效果普通	效果普通	效果不顯著
眼睛充血、眼睛疼痛、眼皮腫脹、結膜過敏等副作用。促進房水代謝	眼睛異物感、眼睛充血、睫毛變長、眼周發黑、眼皮腫脹、結膜過敏、眼睛刺痛等副作用	眼睛充血、眼睛瘙癢、眼皮腫脹、白內障、結膜過敏等副作用。用於青光眼發作時。氣喘病人謹慎使用。避免連續使用

點眼藥的療效因人而異，是真的嗎？

選擇治療眼藥時，「適合自己」往往比藥效更重要

如前文所述，青光眼的初期治療通常首選前列腺素衍生物類眼藥，這類藥物屬於促進房水排出型。從第五十九頁、六十一頁的比較表可以看出，除了前列腺素衍生物類之外，無論是抑制房水分泌型還是促進防水排出型眼藥，降眼壓的效果並沒有太大差異。

然而，正如第五十八頁提到的，無論是哪一類青光眼治療眼藥，都可能帶來某些副作用，使用時也常伴隨不同程度的不適感。請參考第六十四～六十五頁單元，了解各類藥物可能引發的不良反應。

藥物副作用的差異，讓許多患者在使用某款眼藥後反映：「這藥不太適合我。」這也是為什麼即使是同一類藥物，例如前列腺素衍生物類眼藥，會有多種選擇，提供病人找到最適合自己的一款。

同樣道理，其他類型的眼藥雖然藥效類似，但每個人對藥物的耐受性、使用感受都不同，由於效果大同小異，因此請患者以「適合自己長期使用」為優先考慮。

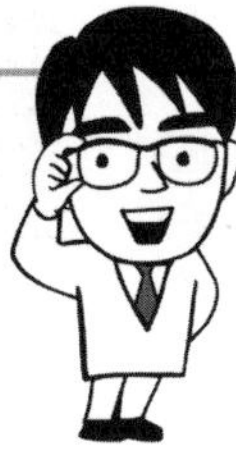

我來回答你！

前列腺素衍生物類以外的其他點眼藥物，效果其實不相上下。請以適合自己體質、副作用少的藥物為優先選項。

■青光眼治療點眼藥②與內服藥

內服藥	抑制房水分泌型	
DIAMOX®	TIMOPTOL®、LISMON®、MICHELAN®	TRUSOPT®、AZOPT®
碳酸酐酶抑制劑	β-交感神經受體阻斷劑（β 型阻斷劑）	碳酸酐酶阻斷劑
1 天服用 1～4 顆	1 天使用 1～2 次	1 天使用 2～3 次
效果適中	效果適中	效果適中
肝腎負擔、四肢麻木、低鉀血症等作用	眼睛異物感、視力模糊、眼睛充血、眼皮腫脹、眼睛痛或瘙癢、視力低下、角膜炎、結膜過敏等副作用。也做成凝膠劑（詳見第 64 頁）。有氣喘或心臟病史的患者，請事先和醫師討論後決定是否使用	眼睛異物感、眼睛充血、眼皮腫脹、眼睛痛或瘙癢、頭痛、反胃等副作用。AZOPT® 為懸液劑（詳見第 71 頁）

抑制房水分泌型＋促進房水排出型	
HYPERDIL®、NIPRANOL®	AIPHAGAN®
β-交感神經受體阻斷劑	α2-交感神經促效劑
1 天使用 1～2 次	1 天使用 2 次
效果適中	效果適中
眼睛充血、眼皮腫脹、眼睛痛或瘙癢、結膜過敏等副作用。同時應留意氣喘、低血壓、脈搏過緩等副作用	眼睛充血、眼皮腫脹、眼睛痛或瘙癢、結膜過敏等副作用。同時應留意嗜睡、低血壓等副作用。當心飲酒和藥物起作用

有的學名藥（非專利藥）刺激感強烈、降眼壓效果差；相反的，有的刺激感低、降眼壓效果佳，不妨和醫師討論該如何選用更理想。

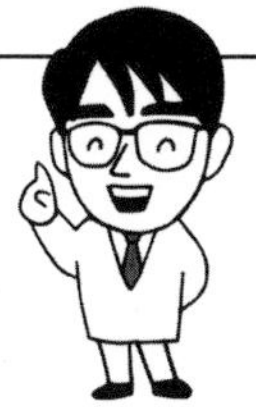

增加用藥，降眼壓更有效？

配合症狀和病情變化可適度追加用藥或改用複方藥

以筆者慣用的治療策略為例，最初會優先開給病人前列腺素衍生物類處方藥，追蹤病情變化，若控制不佳，再追加其他類型眼藥。

然後持續觀察病情，必要時再追加用藥，最多以並用三～四種藥物為限。

倘若點眼藥治療始終無法降至目標眼壓，或視野缺損仍持續惡化，就要檢討雷射治療或手術的必要性。

前列腺素衍生物類處方藥物只須一天使用一次即可，但是其他類型藥物，少則一日使用二次，多者甚至三～五次，對患者來說，多種藥物並用的負擔不小，容易因為忘記使用，導致治療失敗。

近來有廠商推出合併兩種藥物的複方眼藥上市，解決必須多次點眼藥的不便，有助於提升治療的成功率，可說是小兵立大功。

而比起開發新藥，越來越多價格親民的學名藥（又稱非專利藥）推出，對患者也是助益良多。

基本上，學名藥的成分內容和效果與專利藥不相上下，但是部分的品質仍可能存在些微差異，請和自己的主治醫師討論後選擇使用。

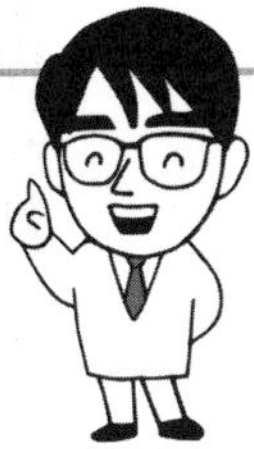

我來回答你！

治療初期以處方點眼藥為主，追蹤病情變化，倘若視野缺損持續惡化，可能必須追加使用其他藥物，但仍有使用上的限制。

■青光眼治療眼藥 3（複方）

抑制房水分泌型 + 促進房水排出型	
AIBETA®	XALACOM®、MIKELUNA®、DUOTRAV®、TAPCOM®
α2 促效劑 + β 阻斷劑	前列腺素衍生物類 + β 阻斷劑
1 天使用 2 次	1 天使用 1 次
效果適中	效果佳
血壓過低或心跳過慢、眼睛受傷、眼睛刺痛、眼睛不適等副作用。氣喘或心臟衰竭患者不可使用	血壓過低或心跳過慢、眼睛充血、眼睫毛變長、眼周暗沉、眼窩凹陷、眼睛受傷等副作用。氣喘或心臟衰竭患者不可使用

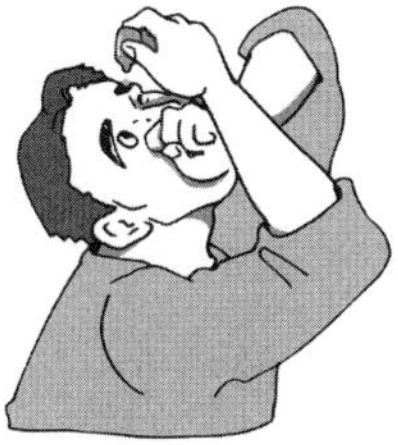

抑制眼房水分泌型 + 促進眼房水排出型	
COSOPT®、AZOLGA®	IRAMID®
碳酸酐酶抑制劑 + β 阻斷劑	碳酸酐酶抑制劑 + α2 促效劑
1 天使用 2 次	1 天使用 2 次
效果適中	效果適中
血壓過低或心跳過慢、眼睛損傷、眼睛刺痛、視物不清等副作用。有氣喘、心臟衰竭、腎功能重度障礙者不可使用	血壓過低或心跳過慢、眼睛損傷、眼睛刺痛、視物不清等副作用

複方藥的推出，對於必須同時使用多種點眼藥的患者是一大福音，也能夠減輕忘記用藥的困擾。請諮詢醫師，善加利用。

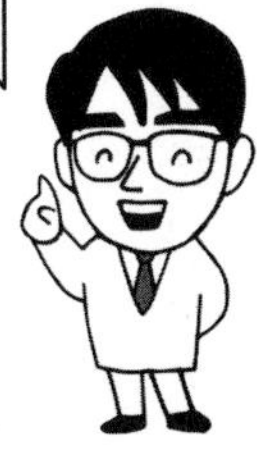

青光眼用藥容易引發不適感，是真的嗎？

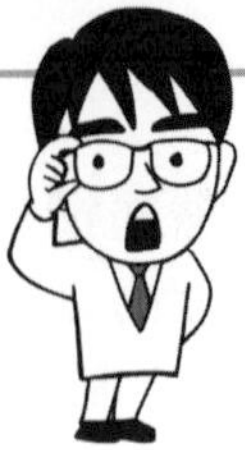

我來回答你！

青光眼治療藥物和一般眼藥不同，容易引發眼睛充血或搔癢、異物感等不適。

■青光眼治療用藥容易引發不適

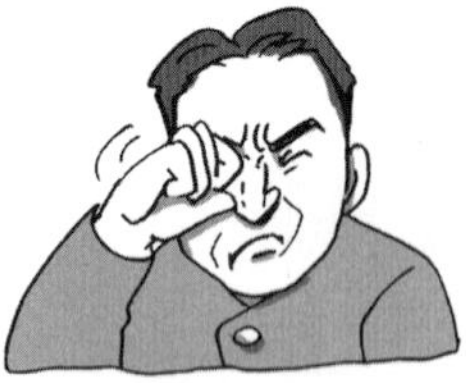

眼睛搔癢或異物感

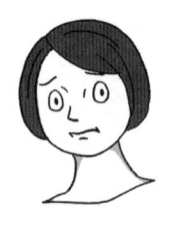

結膜充血

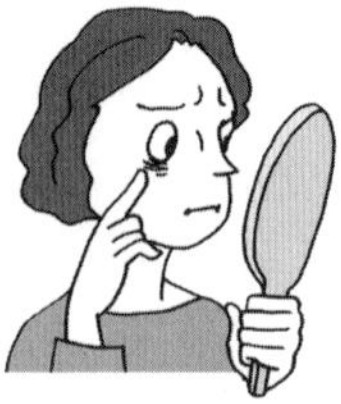

眼周色素沉著發黑

許多人出現眼睛充血或搔癢等不適反應

普通眼藥點眼後，通常帶給人眼前一亮的清新感受，遺憾的是，治療青光眼的點眼藥卻往往造成眼睛不適感。

稍早前已說明前列腺素衍生物類處方藥的副作用，與其他類型藥物也各有其副作用（詳見第五十九、六十一、六十三頁）。

多數青光眼用藥的共同副作用就是眼睛充血，尤其「利帕舒地」（GLANATEC®）更容易引發結膜充血。

「艾法根」（AIPHAGAN®）持續使用後，多數會開始出現結膜充血的副作用。兩藥並用時，先使用「利帕舒地」，再使用有收縮血管的「艾法根」，可以抑制結膜充血的反應。

青光眼的治療用藥必須長期使用，因此容易誘發過敏反應，也往往**引發眼睛搔癢**的刺激感。

不但如此，青光眼治療用藥裡的**防腐劑成分，也會對眼睛造成傷害**，除了誘發結膜充血，還可能引起**眼睛異物感**等不適症狀。有些病患想使用市售的眼藥水來緩解眼睛疲勞，此舉雖然未嘗不可，但是對於已經在使用青光眼治療用藥的病人來說，市售眼藥水中的防腐劑此時更容易造成刺激，所以使用上必須更加謹慎。

如果實在無法忽視點眼藥後的不適感，建議與醫師討論後，改用不含防腐劑的眼藥。

此外，β阻斷劑類藥物（參見第六十一頁）的副作用會影響心臟和肺臟功能，有氣喘或心臟病史的患者必須特別留意。

「艾法根」容易令人昏昏欲睡，並且降低血壓，倘若飲酒又使用「艾法根」，可能誘發睡意、引起頭暈踉蹌，必須特別謹慎使用。

CHECK！

使用 β 阻斷劑類眼藥必須特別注意！

β 阻斷劑類眼藥會影響心臟和肺臟功能，有氣喘、緩脈（心律不整當中的心搏過緩、心搏間隔拉長的症狀。每分鐘脈搏不足 50 下的人可診斷為緩脈）、心臟病、心臟較為虛弱者，在使用這類藥物前，請先和主治醫師謹慎討論。

點眼藥總是刺痛眼睛，可以換藥嗎？

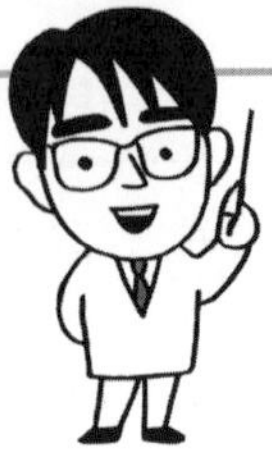

我來回答你！

可以請主治醫師幫忙更換其他適合自己的點眼藥，但治療效果可能會打折扣。

■更換成不含防腐劑的點眼藥

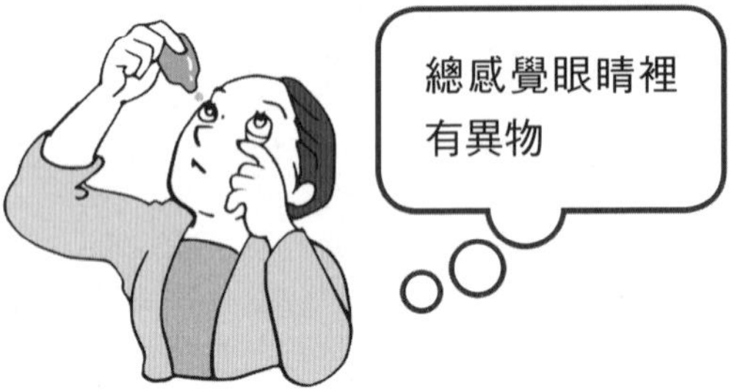

為了守住視野，醫師會盡力選擇最合適的眼藥

治療青光眼的過程中，點眼藥幾乎是不可或缺的一環。然而，這些藥物常伴隨副作用，例如眼睛充血、搔癢，或是點藥時的強烈刺痛感。想到自己必須長期且每天承受這些不適，許多患者難免感到挫折沮喪。

雖然副作用如充血、發癢或刺痛感都令人不適，但若不影響整體治療效果，醫師通常會建議患者盡量忍耐，畢竟這是為了視野的長久健康著想。但我們也理解，對於必須每天點藥的患者來說，長期的不適感可能會積累成難以忍受的痛苦。如果治療的痛苦已經嚴重影響生活品質，甚

■醫生與患者之間的理解容易出現落差

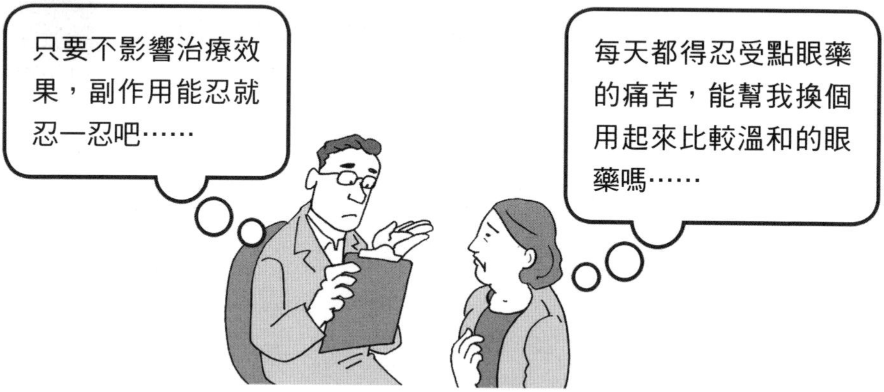
只要不影響治療效果，副作用能忍就忍一忍吧……
每天都得忍受點眼藥的痛苦，能幫我換個用起來比較溫和的眼藥嗎……

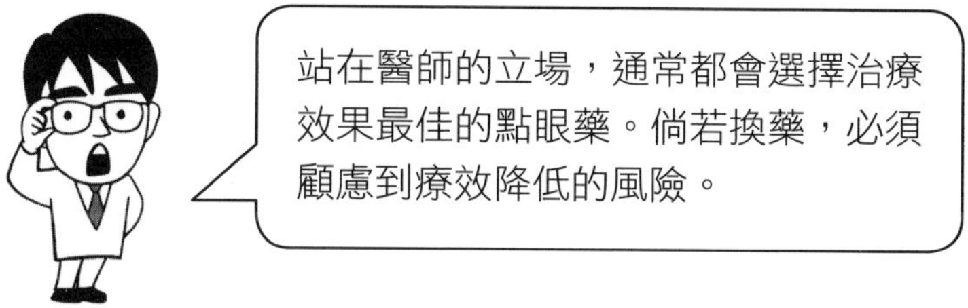
站在醫師的立場，通常都會選擇治療效果最佳的點眼藥。倘若換藥，必須顧慮到療效降低的風險。

至讓人無法持續用藥，請和主治醫師討論是否調整藥物。

必須提醒的是，醫師所開立的處方，通常都是在綜合考量病情、藥效與風險後所做出的最佳選擇。更換藥物雖然可能緩解不適，但也可能導致治療效果打折，因此需要小心評估。

還有一種變通方式，就是在醫師的指導下暫停用藥（稱為 wash-out）約一至二周，觀察不適症狀是否改善。如果症狀減輕，可推測與點眼藥有關；若不適感依舊，則可能與點眼藥無關。

注意看這裡！

wash-out……是指「藥物代謝清除」的過程，也就是暫停用藥一段時間，讓藥效對身體的影響消退，以便判斷某些症狀是否與使用的藥物有關。

點眼藥方式真的會影響藥效嗎？

幾乎所有的人都點錯眼藥！
手法確實會影響療效

點眼藥的方式，會直接影響藥效發揮，遺憾的是，絕大多數人都沒有正確點眼藥。以下依序說明常見的錯誤點眼方式，幫助大家重新檢視自己的用藥習慣。

首先，在拿起眼藥之前，務必先洗手，預防點眼操作中不慎污染眼睛或藥瓶。

其次，打開瓶蓋後，切記不要將瓶蓋直接接觸容器的那一側扣在桌面等物體上，以免間接污染瓶口。

點藥時也要特別注意，別讓眼藥瓶口碰觸睫毛或眼球。這不僅可能把細菌帶入眼睛，還可能將細菌倒吸入瓶內，污染整瓶眼藥。

每次點藥，只需一滴即可。有些人以為多點幾滴效果會更好，其實不然。過量使用不但不能提升藥效，反而可能加重副作用的風險，並且造成浪費。

最後，也是最常見的錯誤是點藥後不斷用力眨眼。眨眼會刺激淚液分泌，把剛點進去的藥沖洗掉，等於白費功夫。為了讓治療達到預期效果，請務必掌握正確的點眼方式。

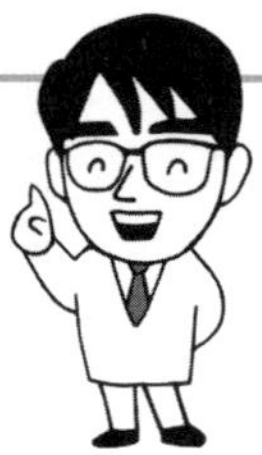

我來回答你！

點眼藥的手法會大大影響治療功效，而且絕大多數人的點眼手法都不正確。

■錯誤百出的點眼藥手法

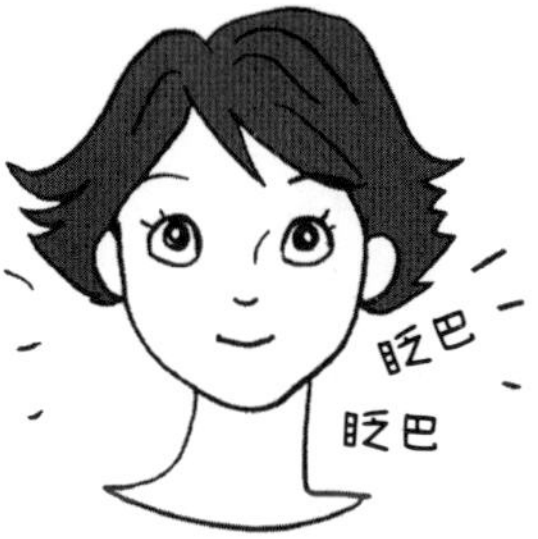

眼點藥後，用力眨眼睛

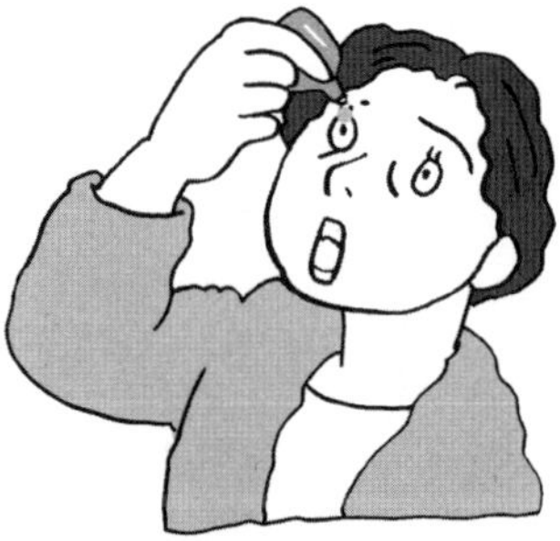

眼藥瓶口接觸睫毛或眼球

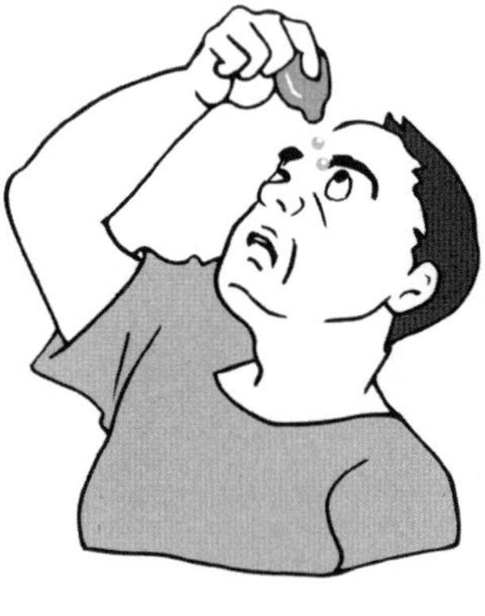

點眼藥水 2 滴以上
（點 1 滴即可）

重點看過來！

眨眼的作用……眨眼動作會刺激角膜，促進淚腺分泌淚液。眨眼也可以幫助淚液完整覆蓋角膜，發揮眼睛的自我保護機能，然而如此一來，點眼的藥水就被沖掉了。

如何發揮點眼藥的最大功效？

點眼藥時的重點在於輕壓點頭

點眼藥前一定要先清潔雙手。以慣用手持住眼藥瓶，使用非慣用手的小指頭夾住眼藥瓶蓋，然後以慣用手旋轉瓶身。

接著仰面向上，以非慣用手的食指拉開下眼瞼。眼點藥一滴即可。點眼後，閉上眼睛休息大約一分鐘，手指輕壓眼頭，防止眼藥水向眼睛外側以及口鼻流入。不妨利用這一分鐘進行正面冥想（詳見第七十八～七十九頁）。

以不含酒精的乾淨脫脂棉花，按壓拭去從眼睛溢出的眼藥水。如果使用面紙擦拭，只要拭去眼角外側溢出的多餘藥水即可。

使用兩種以上眼藥時，如果是市售眼藥＋青光眼處方藥，點眼順序應該是市售眼藥→青光眼處方藥。因為最後點的藥水最不容易流出，有助於達到更好的療效。

而若是市售眼藥＋多種青光眼處方藥，點眼順序應該是市售眼藥→懸濁性眼藥（帶有粉劑，需長時間停留眼睛始能發揮作用）→凝膠狀眼藥（具有黏性，會妨礙其他眼藥的吸收，需要十分鐘以上方能夠滲透）。

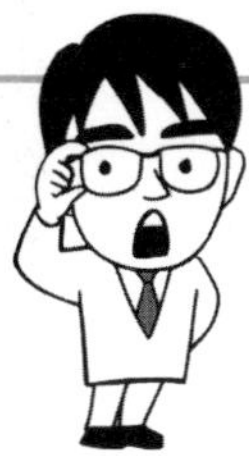

我來回答你！

想提高點眼藥的功效，重點是不遺漏、不稀釋藥效，確保眼藥充分滲透眼睛。

■提高點眼藥功效的重點

使用多種眼藥時的注意要點

使用 2 種以上青光眼的處方藥時，為了讓有效成分充分滲透眼睛，每種藥物點眼後必須至少停留在眼睛 1 分鐘，可以的話，以間隔 5 分鐘為佳。5 分鐘後再點下一種眼藥。

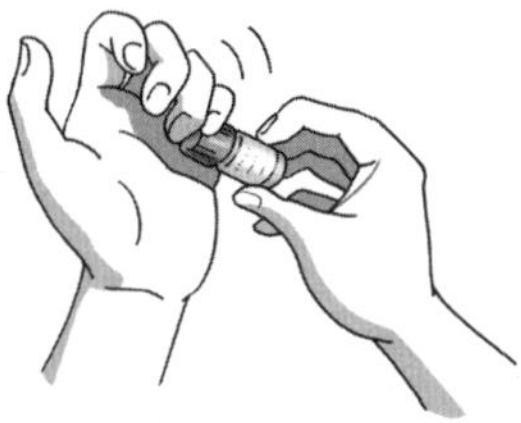

保持瓶蓋清潔

以非慣用手的小指頭夾住眼藥瓶蓋，以慣用手旋轉瓶身，並拿好瓶身。

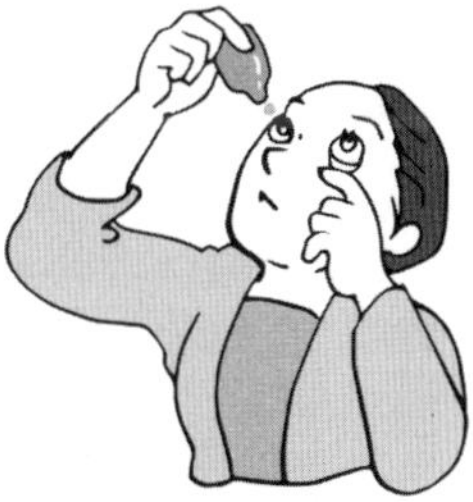

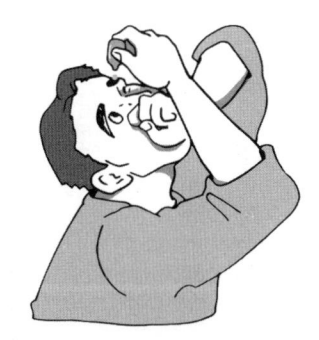

用手指拉開眼瞼

以非慣用手的食指拉開下眼瞼，使眼睛張開；若操作不順，可仰面朝上躺平，方便點眼藥。

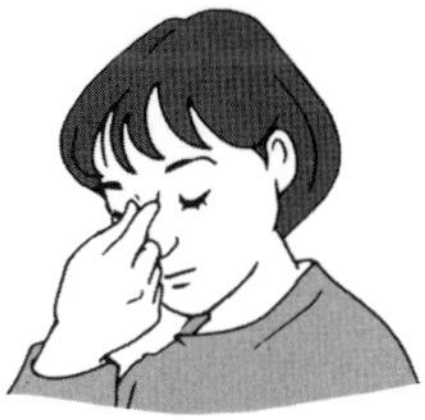

防止眼藥流出

點眼藥後，閉上眼睛，用手指輕壓眼頭至少 1 分鐘。

善用握拳法和工具有效輔助點眼藥

握拳法是以非慣用手握拳貼住臉頰，再將慣用手架在拳頭上點眼藥。市售的點眼輔助工具也可協助順利點眼藥。

忘記點眼藥該如何補救？

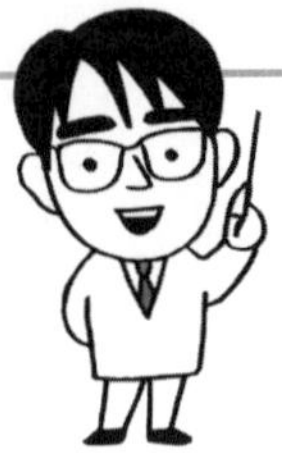

我來回答你！

忘記沒關係，想起來的時候趕緊點眼藥就好！可善用時間管理法和行為管理法，讓用藥成為習慣。

■利用行為管理法養成每日點眼藥的生活習慣

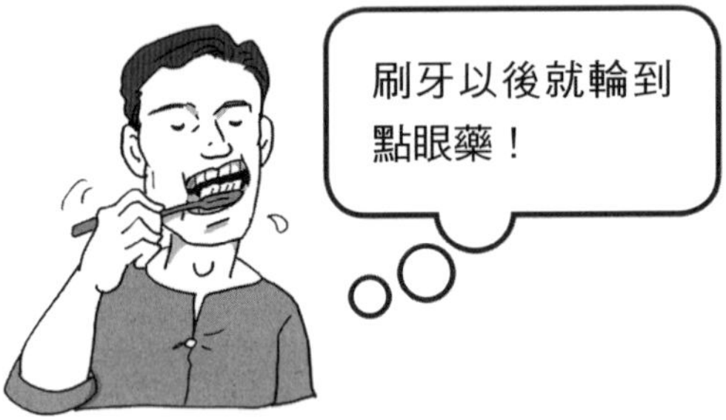
刷牙以後就輪到點眼藥！

善用「時間管理」與「行為管理」，讓每日點眼藥成為自然習慣

青光眼治療的成效，有賴於患者長期穩定地點眼藥。要做到這一點，最重要的是建立每天準時用藥的好習慣。不過，即使再謹慎，百密仍有一疏，哪天真的忘記點眼藥，該怎麼辦？沒關係，如果只是偶爾遺漏，**想起來時趕快補點就好**，通常不至於影響治療效果。以外出旅行為例，若在兩天一夜的行程中忘了點藥，當天稍後想起來補點即可。但若直到隔天才補點眼藥，就可能影響控制眼壓的效果。

唯一比較特殊的，是β阻斷劑類眼藥。研究指出，這類藥物在早上使用效果較好，雖然差異其實不大，但仍建議聽從醫囑，在早晨使用為佳。

以下介紹兩種實用的方法，幫助大家養成穩定點眼藥的好習慣。

方法一是「時間管理法」，每天在固定時間點眼藥，建立用藥的時間規律。這個方法特別適合自認記性好、對自我管理有信心的人、病情進入後期而需要更嚴格控制眼壓的患者。使用時間管理法時，若是一天點眼一次，建議以早上或晚上的二十四小時為一個循環；若是一天必須點眼兩次，則以十二小時為間隔，在前後約兩小時的時段內，選一固定時間點藥，更有助於形成穩定習慣。

方法二是「行為管理法」，將點眼藥融入日常生活中的固定行為，透過習慣連結，讓用藥成為自然。例如在用餐、刷牙、起床或就寢前後等時間點眼藥。若使用兩種以上的眼藥，可安排於刷牙前以及刷牙後、用餐前以及用餐後各點一種眼藥，剛好為點兩種眼藥之間留下必要的間隔時間。

無論使用哪一種方法，只要能配合自己的作息與生活節奏，就容易養成穩定用藥的習慣。這才是最符合個人需求的點眼藥管理方式。

CHECK！

時間 & 行為管理法
雙重並用

時間 & 行為管理法各有其缺點：採用時間管理法，容易忘記點眼藥；採用行為管理法，點眼時間往往不固定。為補救雙方缺點，不妨兩者並用。例如，「早上7點半吃過早餐後點眼藥」，這樣就不易忘記用藥。智慧型手機的鬧鐘提醒，也是好幫手。

降低眼壓就可以阻止病情惡化嗎？

適當眼壓因人而異，目標眼壓也會隨年齡而調整

一般而言，只要將眼壓降低約三成，七至八成青光眼患者的視野惡化就能獲得控制。但仍有兩到三成的患者，即使眼壓已經下降，視野缺損卻依然持續擴大。這是為什麼呢？

關鍵就在於每個人的「適當眼壓」不同。

有些人即使眼壓高達二十二毫米汞柱，視野依然保持良好；但有些人眼壓低於一〇毫米汞柱，視野卻持續縮小。這說明治療青光眼並非單純追求某個「標準眼壓」，而是必須找出最適合個人的「目標眼壓」。對於眼壓已降低但視野仍持續惡化的患者，醫師通常會追加其他眼藥，以進一步降眼壓；若效果仍不理想，就必須考慮採取雷射治療或手術來控制病情。

話雖如此，即使目前的眼壓控制得當、視野穩定，仍不能掉以輕心。因為隨著年齡增長，「目標眼壓」也可能需要重新調整。

根據研究，有六成青光眼患者在家時候的眼壓，高於就診時的眼壓測量值。這說明診間測量的結果未必能全面反映患者日常的眼壓變化。

再者，有些患者因角膜先天較薄，或曾接受過雷射角膜削切手術，可能導致眼壓測量值偏低，掩蓋了實際風險。醫師對於這類患者的眼壓評估與數據判讀，通常會特別謹慎，並視情況進行更細緻的檢查與調整。

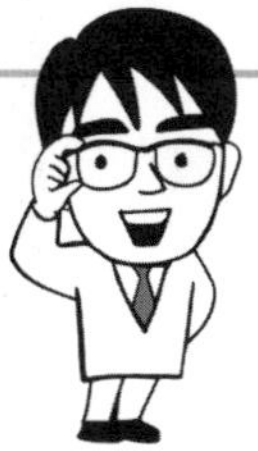

我來回答你！

青光眼的病情變化因人而異，多數病人的視野缺損可經由治療獲得控制，但仍有部分病人難以控制。

■做過雷射手術後，測得的眼壓往往偏低

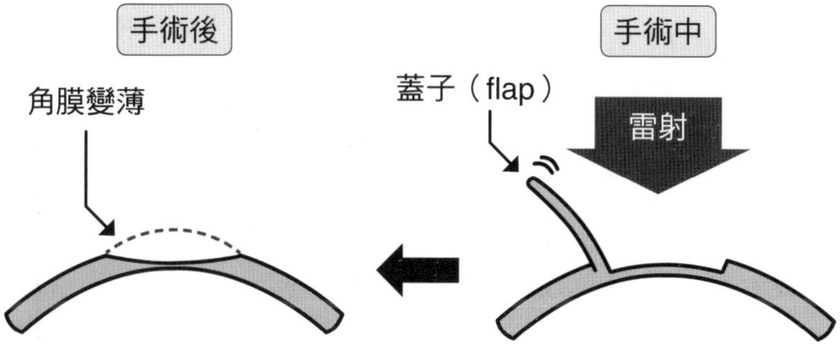

上蓋歸位，完成手術。削切過的部位角膜變薄，測量眼壓時，數值往往偏低。

翻開一部分角膜，做為蓋子（flap），再以雷射削切角膜使其變薄。

眼壓與青光眼病情進展的關連，往往因人而異。有些病患的眼壓測量方式以及測量數據，可能有重新檢討的必要。

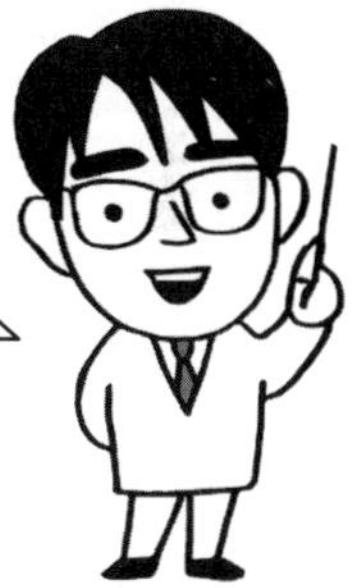

重點看過來！

眼壓的測量數值……眼壓和血壓一樣，一天當中變動不定，也會因為姿勢變化而改變。眼壓還受到先天因素、眼科雷射手術，以及年齡等影響，因此必須考量個人差異，定期追蹤檢測。

眼部按摩可以降眼壓嗎？

放鬆身心有助於減輕病情，但切忌按摩眼周

關於按摩是否能緩解青光眼，目前尚無定論。就筆者所查閱的醫學文獻而言，並未發現有科學證據證實按摩對青光眼治療有明確幫助。中醫藥或針灸等東方療法對青光眼的治療，目前也缺乏充分的科學證據可佐證其效果。

對於任何「可治療青光眼」的用語，都必須提高警覺。筆者建議，單純將按摩視為紓壓放鬆，而非治療青光眼的手段。而即使是為了放鬆身心，也千萬不可按摩眼睛周圍。

眼周按摩對緩解青光眼的病情非但沒有幫助，還可能造成眼壓波動等風險，反而加劇病情，千萬不可輕忽。

青光眼的核心治療，依然以規律點眼藥為主。若有放鬆身心的需求，可選擇避開眼周的按摩方式以策安全。

不只是按摩，包括東方醫學在內，凡是完全排斥西醫治療的主張，都要保持距離。

筆者之所以如此強調，是因為在臨床上，已經見過不少病患因長期依賴未經驗證的療法，延誤正規治療，導致病情惡化至晚期，錯失最佳治療時機。這讓身為青光眼專科醫師的我徒呼負負，深感痛心。

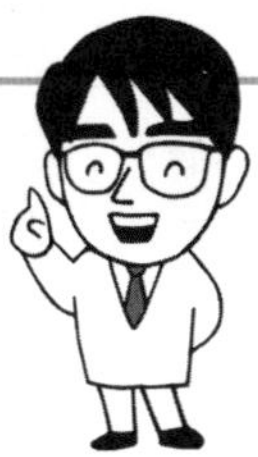

我來回答你！

眼周按摩對青光眼病人而言是危險行為。按摩是否有助於對青光眼的治療，至今尚無定論。

■按摩眼睛及其周圍是大忌！

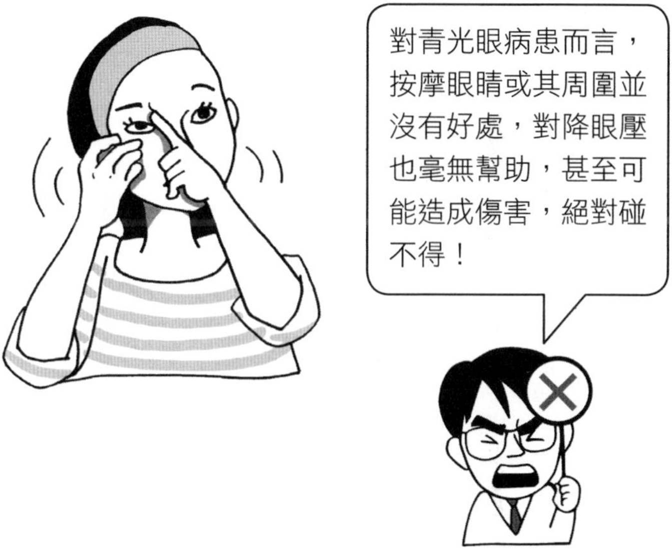
對青光眼病患而言，按摩眼睛或其周圍並沒有好處，對降眼壓也毫無幫助，甚至可能造成傷害，絕對碰不得！

CHECK！

關於溫敷眼睛的保養及其工具

經常有人問我：「溫敷眼睛有幫助嗎？」很遺憾的，溫敷眼睛對於降低眼壓並沒有效果。不過，青光眼患者的眼球表面很容易乾澀，溫敷能有效舒緩不適。

正念冥想對青光眼的治療有幫助嗎？

腹式呼吸結合正念冥想，有助穩定眼壓

所謂的「正念冥想」，簡單來說，就是將全副意念專注在當下，練習「滿足於此時此刻」的一種冥想方式。

雖然有些人對「冥想」一詞可能心存疑慮，認為它帶有神秘色彩或不夠科學，但事實上，已經有許多科學研究為正念冥想的功效背書，全世界也有無數人長期實踐，從中獲益匪淺。

多項醫學研究指出，正念冥想對青光眼患者具有正面影響，甚至可平均降低眼壓四毫米汞柱。以藥物療效來說，每一種青光眼點眼藥通常能降低眼壓二至四毫米汞柱，換言之，正念冥想的功效可媲美一種眼藥（不同的是，眼藥不可擅自中斷使用）。

筆者建議，進行正念冥想時可搭配腹式呼吸，更能提升效果。做法是，先尋找一處安靜不受干擾、能讓自己感到放鬆的空間，接著集中所有的意念，專注感受「此時此刻的自己」。呼吸採取緩慢而深沉的鼻吸與鼻吐，腹部隨呼吸起伏，讓身心逐漸沉靜下來。

如果平日時間有限，也可以利用點眼藥後輕壓眼角、閉目休息的一分鐘時間，進行簡短的正念冥想練習。雖然時間短暫，但持之以恆，依然能為穩定眼壓帶來正面效益。

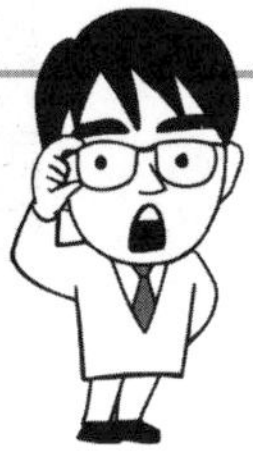

我來回答你！

多項科學研究證實，從事正念冥想可降低眼壓 4 毫米汞柱。

■點眼藥之後進行一分鐘的正念冥想也有助益！

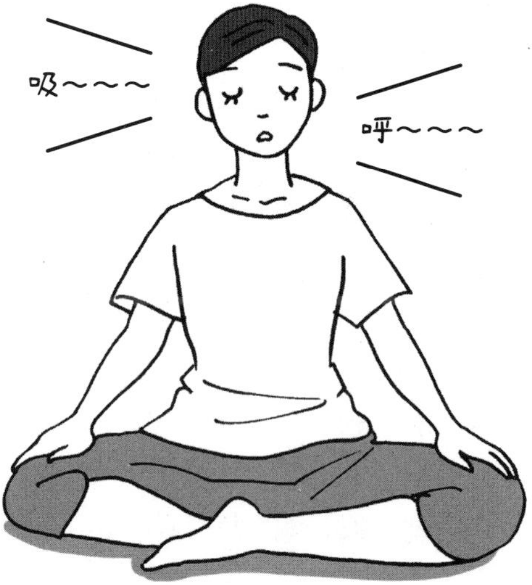

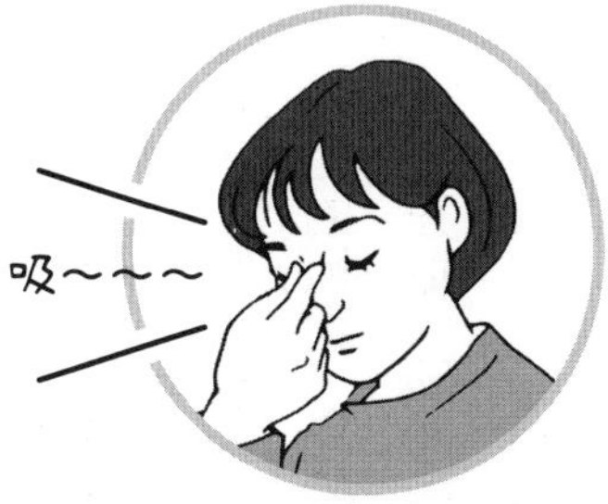

點眼藥後，利用輕壓眼頭的 1 分鐘進行正念冥想也有助益。

重點看過來！

正念冥想……美國醫療界自 1970 年代後半期開始應用於臨床的一種治療手法。至今仍是許多醫學領域的熱門研究主題。

請教我有效訓練視野的方法！

有效活用既有視野，聰明鍛鍊大腦

所謂「看見」，其實並不只是單靠眼睛的功能，而是仰賴大腦的整合與解讀。唯有透過大腦的有效處理，我們才能真正「看見」映入眼睛的影像。

接下來介紹的「大腦覺知訓練」，是一種實用的視覺訓練法，能幫助我們充分活用既有的視野。做法很簡單：請專注凝視左圖中央的「看這裡」三個字，同時迅速辨識出周圍兩圈圖案中，哪個與眾不同的圖案。每天持續進行這樣的瞬間識別練習，將有助於擴大我們的「有效視野」。

所謂「有效視野」，是指在不轉動頭部與眼球、眼睛直視前方的條件下，視線所能直覺感知變化的範圍，大約是上下各二十度、左右各三十度。在這一範圍內，我們能快速察覺人或物的存在與變化，是日常生活中極為實用的視覺能力。

醫學研究指出，已經喪失的視野雖然無法復原，但是透過訓練可以擴大「有效視野」。也就是說，在專注凝視中心的同時，訓練自己同步感知周邊訊息，這就是「分散性集中訓練」。長期勤做「分散性集中訓練」，有助於敏銳避開地面的高低落差、及時閃避突然衝出路面的行人或車輛，還能提升對突發狀況的整體應變能力。甚至有研究報告指出，「分散性集中訓練」能夠降低失智症風險二十九％。

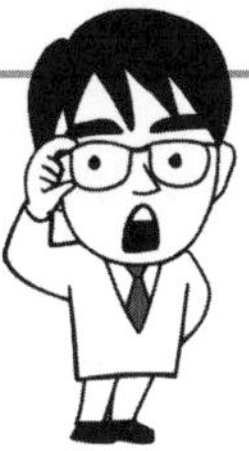

我來回答你！

「視物」行為是眼睛和大腦的共同運作。以下方法在訓練大腦的同時，也強化了視物能力。

■訓練大腦擴展有效視野

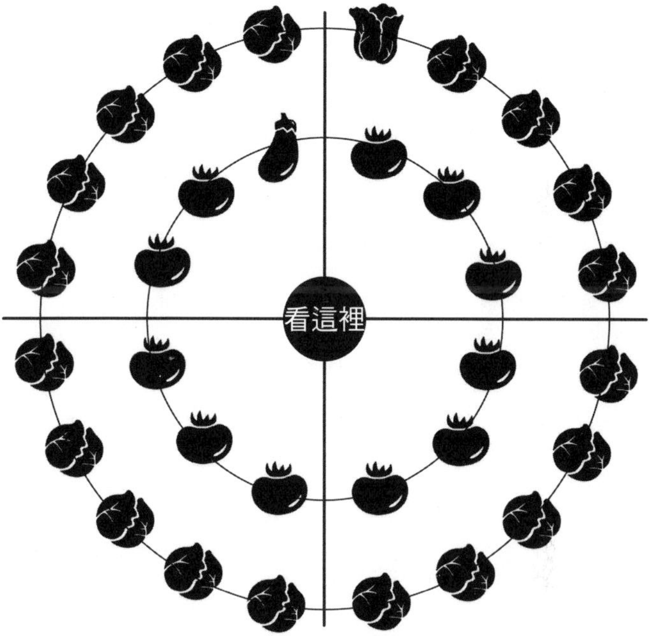

出處：參考筆者著作《1日3分見るだけで認知症が予防できるドリル脳知覚トレーニング28問》（SB Creative出版）插圖製作

重點看過來！

分散性集中訓練……乍看之下，分散和集中是互相矛盾的兩件事，但其實就是「一邊●●，一邊▲▲」的概念。人類天生不擅長一心二用，但只要訓練得當，仍可以開發相關能力。

小講堂

3

能否使用市售的消除疲勞點眼液呢？

持續使用治療青光眼的點眼藥，眼睛容易乾澀，因此不少患者會想要合併使用市售點眼液，來舒緩眼睛的疲勞痠澀。一般而言，將市售點眼液與處方的青光眼治療眼藥併用是可以的，但建議遵守以下使用原則，方能夠兼顧舒適與治療效果。

首先，優先選擇「不含防腐劑」的市售點眼液，較不刺激眼睛。其次，點眼的順序很重要，先使用市售點眼液，再點青光眼治療眼藥，以免處方眼藥被沖淡或溢出而降低療效。

點眼藥併用小叮嚀

①選擇不含防腐劑的市售點眼液

②點眼順序為：市售點眼液→青光眼治療眼藥

※隅角閉鎖型青光眼的患者要慎選不含「新斯狄明甲基硫酸鹽」（Neostigmine Methylsulfate）成分的眼藥水，因為該成分可能誘發急性青光眼發作。使用市售點眼液之前，請先和自己的主治醫師充分討論。

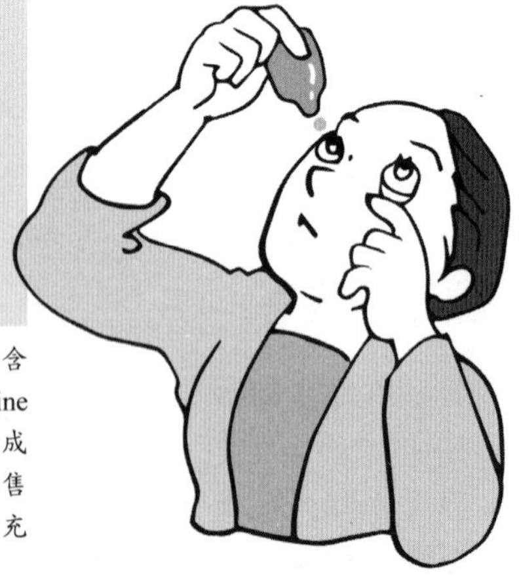

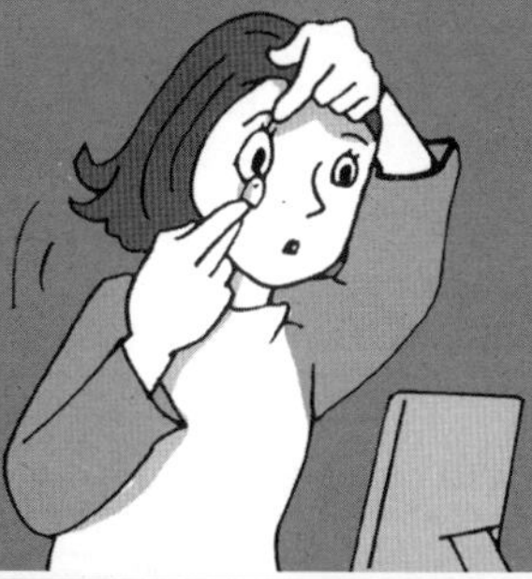

第3章

青光眼生活守則：這些細節你注意到了嗎？

哪些人容易罹患青光眼？日常的睡眠、沐浴、飲食該注意哪些重點？戴眼鏡還是隱形眼鏡好呢？請聽我說分明。

你可以在平松醫師的 YouTube 頻道觀看本章重點

哪些人容易惡化？

青光眼與飲食的相關性

可以戴隱形眼鏡嗎？

哪些人的青光眼病情容易惡化？

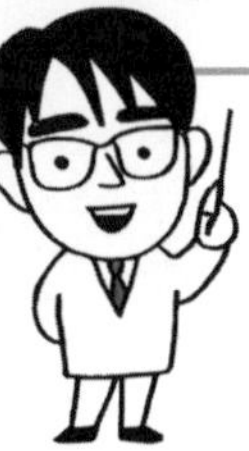

我來回答你！

有青光眼家族病史、視神經脆弱、患有生活習慣病、長期不良生活習慣刺激眼壓升高者，都是高危險群。

■什麼是視神經乳頭出血？

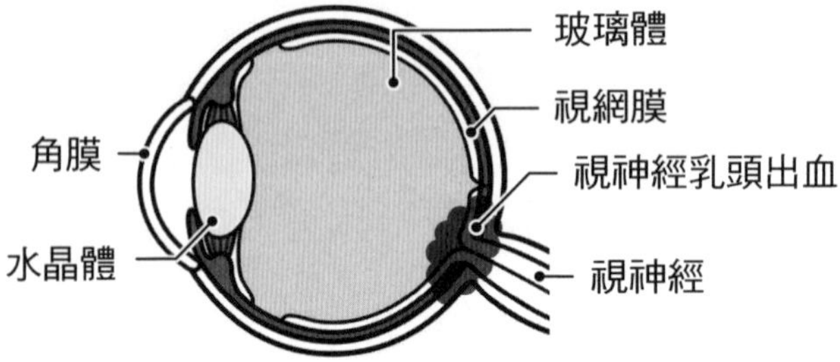

發生在視神經出口（即視神經乳頭部位）的出血，在一般健康人身上相當罕見。它是青光眼患者，特別是長期青光眼患者所特有的出血現象。

有家族病史、視神經脆弱、罹患易引發眼壓升高的疾病及生活習慣不佳者要注意

哪些人容易罹患青光眼？哪類患者的症狀容易惡化？以下細分類型加以解說，符合類型特徵者，盡早諮詢眼科醫師，確認自己的眼壓健康。

①有青光眼家族病史

醫學研究指出，有血緣關係的親屬中，若有人罹患青光眼，那麼自身患青光眼的機率會比沒有家族病史的人更高，而且一旦發病，病情也比較容易惡化。這種具有血緣關係者容易罹患相同疾病的現象，醫學上稱為「家族性」。

②高度近視

③眼壓變動太大，檢查數值參差

④視野本來就不佳

⑤視神經乳頭容易出血

近視太深的人，視神經容易因為拉扯而受傷害（詳見第一一四～一一五頁）。而眼壓變動太大，檢查數值起伏不定的人，視神經功能也相對不穩定，屬於容易受損的高風險族群。有些人則是先天視野異常，或因其他疾病影響視野，使得青光眼的症狀表現較為惡性，也更容易惡化。

視神經乳頭出血，是指在視神經出口處，也就是視神經乳頭的位置，有出血現象。這種出血通常沒有明顯症狀，必須由眼科醫師檢查眼底才會發現。視神經乳頭容易出血，說明此人視神經較為脆弱，不僅罹患青光眼的風險較高，病情也更容易惡化。這類患者多屬於正常眼壓型青光眼。

⑥患有高血壓・低血壓・糖尿病等宿疾

⑦患有睡眠呼吸中止症候群

有上述疾病患者，不只是治療青光眼，也必須同時治療宿疾。

⑧日常生活中經常負重者

經常從事高強度重量訓練，或工作上必須扛重物的體力勞動者，眼壓比一般人容易升高，必須格外留意。

CHECK！

為什麼有青光眼家族病史的人是高危險群？

為什麼有血緣關係的親屬中，如果有人罹患青光眼，其他人也會是青光眼的高風險群呢？這和遺傳因素以及環境因素都有關，也就是具備了容易罹患青光眼的體質、生活環境和習慣。

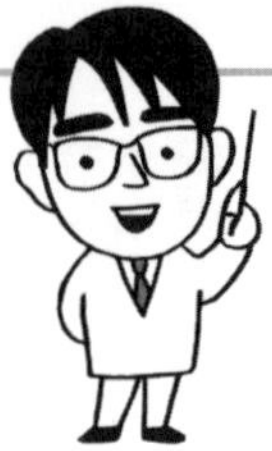

我來回答你！

眼壓會在睡眠當中上升，枕頭的高度及睡姿等因素都對眼壓造成影響。睡眠呼吸中止症候群的人也要注意！

■為什麼睡眠當中眼壓會升高？

躺平睡覺時，頭部和身體呈同一水平，相較於坐姿，頭部位置變低，讓更多體液自然流向頭部，導致眼壓上升。

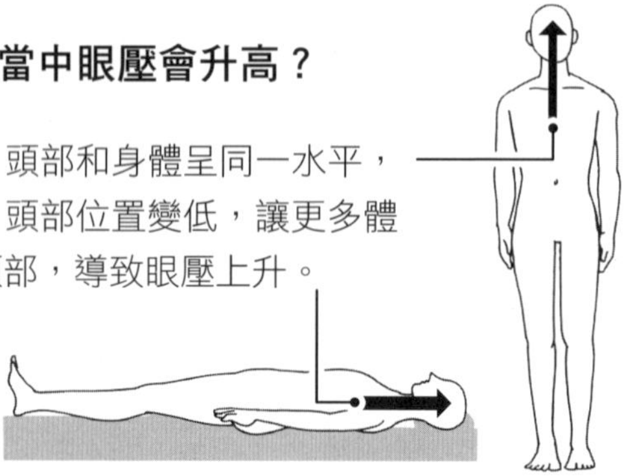

睡眠時間以七~九小時為理想，時間過短或過長都有害

睡眠是人體修復組織、消除身心疲勞的重要機制。當睡眠不足時，身體自我修復的時間變短，眼睛也會因此受到不良影響。但這是否意味著「睡越久越健康」呢？其實不然。青光眼患者來說，長時間睡眠反而可能帶來不利影響，原因是眼壓在睡眠當中會升高。

當我們躺平時，頭部與身體處於同一水平面，相較於坐姿，頭部位置較低，體液更容易流向頭部，導致眼壓平均上升二~四毫米汞柱。

換句話說，睡得越久，眼壓高的時間越長，進而增加視神經受損的風險。然而，睡眠不足同樣會損害視力，因此建議每天的理想睡眠時間為七～九小時。

為了減低睡眠時眼壓上升的風險，可選擇使用傾斜十五度的枕頭將頭部稍微墊高。雖然有研究建議使用傾斜三十度的枕頭，但實際睡起來舒適度較差。

睡姿方面，避免趴睡尤為重要。趴睡會加重眼球的受力，若眼睛還壓在枕頭上，傷害又更大了。基本上，正面仰躺的睡姿最理想。如果左右眼的視野損傷程度不同，側睡時建議讓視野較差的一眼朝上，藉此減少進一步惡化的風險。

此外，患有睡眠呼吸中止症候群的人也要注意。睡眠中反覆出現呼吸暫停或呼吸淺短，會導致身體處於缺氧狀態，影響眼壓穩定，不利於青光眼的治療。建議這類患者諮詢專科醫師，積極治療睡眠呼吸中止症狀。

CHECK！

微調枕頭高度，
有效抑制眼壓！

雖然有醫學研究建議使用傾斜30度的枕頭，但其實傾斜15度的枕頭同樣有效，且睡起來更舒適。

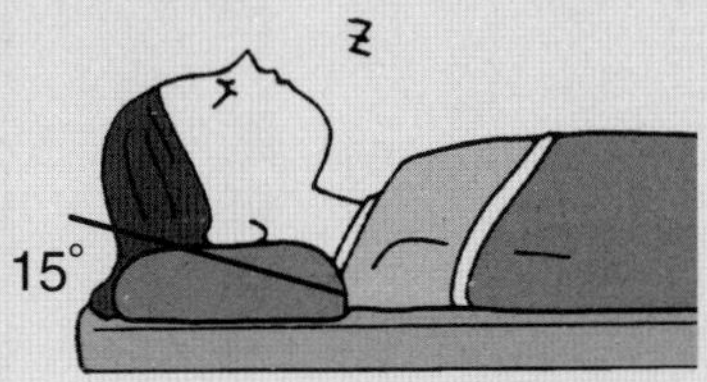

關於沐浴方法是否有講究呢？

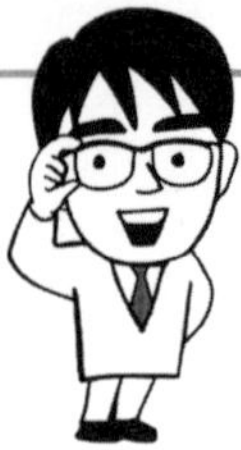

我來回答你！

沐浴的目的是為了放鬆身心，因此要避免過高水溫和過長時間泡澡加重身心負擔。泡溫水澡的紓壓效果最理想。

■悠哉的泡個溫水澡吧！

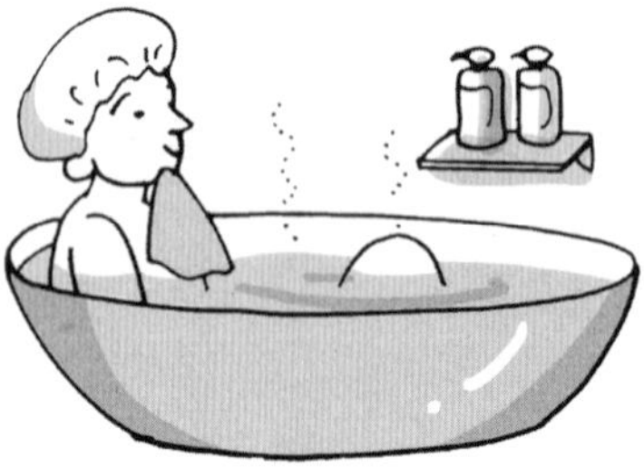

浸泡 38℃左右的溫水，大約 10 ～ 15 分鐘最佳！

避免長時間泡澡，溫水浴有助於放鬆身心並提升睡眠品質

目前關於沐浴對青光眼的影響，醫學上仍未有明確定論。以泡澡為例，有研究指出，泡熱水澡可以促進體內「熱休克蛋白」（Heat Shock Protein）的產生，這是一種有助提升免疫力、減輕疲勞的蛋白質。部分青光眼相關研究認為，熱休克蛋白對視神經具有保護作用；然而，也有研究提出相反觀點，認為其可能對視神經造成負面影響。因此，熱休克蛋白對青光眼的實際作用，目前仍無明確結論。現階段建議將沐浴視為放鬆與紓壓的方式，並不主張療效。

為達到放鬆身心的目的，建議採用三十八度C

■沐浴後一小時開始感到睡意

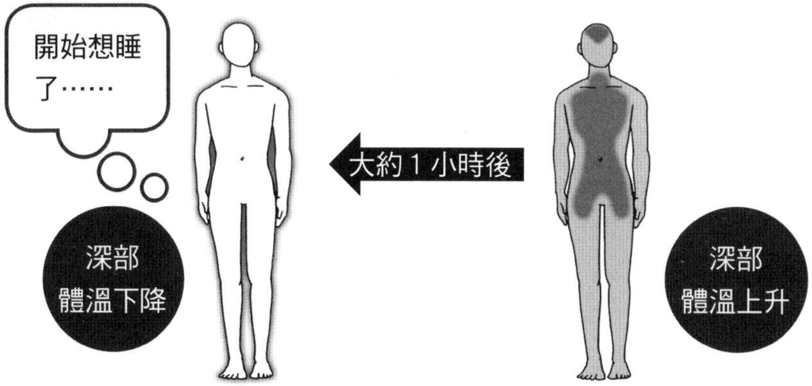
開始想睡了……
大約 1 小時後
深部體溫下降
深部體溫上升

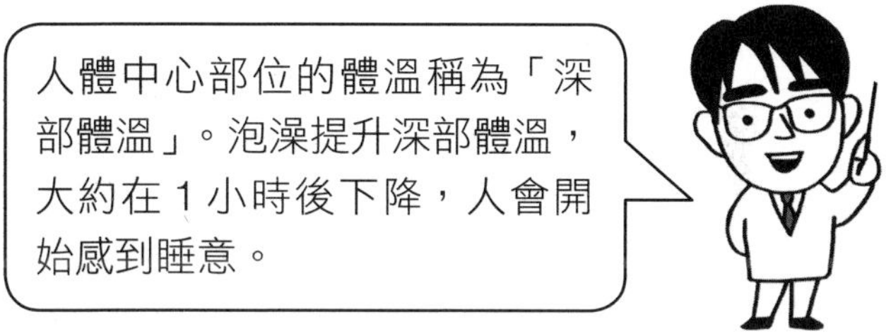
人體中心部位的體溫稱為「深部體溫」。泡澡提升深部體溫，大約在 1 小時後下降，人會開始感到睡意。

左右的溫水，泡澡時間控制在一〇～十五分鐘為宜。原則上，水溫不要超過四〇度C，且避免長時間浸泡，以防止體液流失而脫水。此外，一次大量飲水可能導致眼壓上升，建議在泡澡前預先以少量多次的方式補充水分。

最後，盡可能在就寢前一小時完成沐浴。泡澡會暫時提升身體的「深部體溫」，體溫在泡澡後逐漸下降時，會讓人自然產生睡意，幫助入眠並提升睡眠品質。

注意看這裡！

當心一口乾的風險……水分補給要慢慢來。一口氣喝下大量水分，可能造成眼房水急遽增多，導致眼壓暴升。

使用智慧型手機和電腦有無注意事項呢？

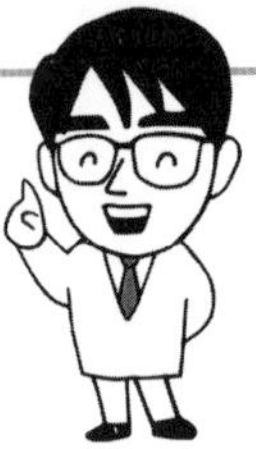

我來回答你！

時時為眼睛的保健著想，舉凡3C螢幕的亮度設定、尺寸大小、使用方法都要講究。

■螢幕亮度的設定要柔和

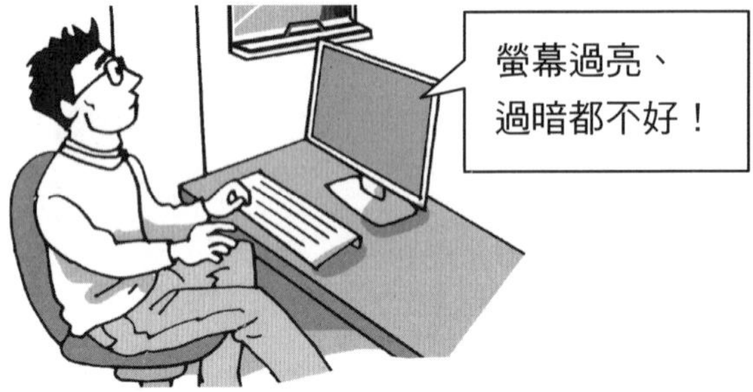

時時為眼睛保健著想，避免不當使用方式

對現代人而言，智慧型手機和電腦都是生活中不可或缺的必須品。長時間使用這類3C產品是否對青光眼造成影響，目前醫學研究尚無明確定論。不過，根據筆者的看診經驗，的確觀察到經常使用3C產品的患者，其視野缺損惡化的速度似乎比較快。

先前也提過，筆者本身屬於青光眼的高風險族群，對於3C產品的使用必須格外謹慎。但礙於工作需要，實在難以迴避。重點在於，隨時為眼睛的保健著想，盡量避免引起眼壓上升的不良使用習慣，以下是筆者的提醒重點。

■就寢前．昏暗處．躺著滑智慧型手機都 NG ！

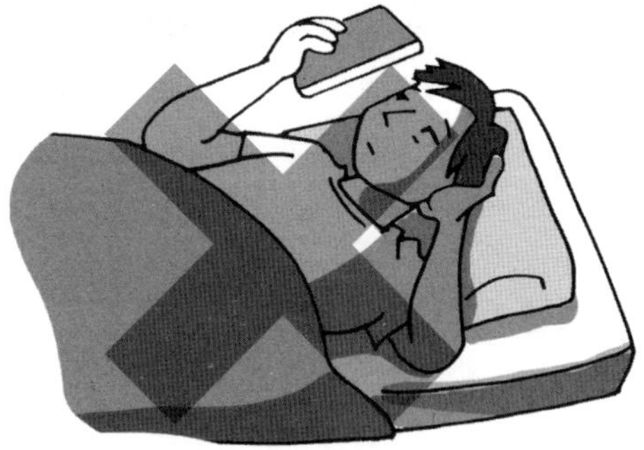

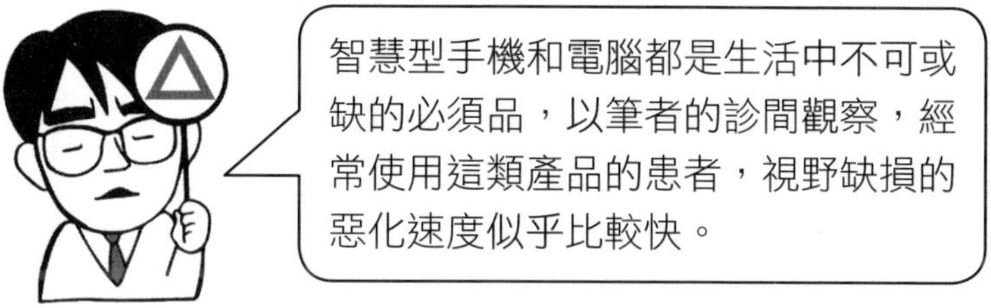

智慧型手機和電腦都是生活中不可或缺的必須品，以筆者的診間觀察，經常使用這類產品的患者，視野缺損的惡化速度似乎比較快。

將螢幕設定在友善眼睛的溫和亮度，避免過亮或過暗。盡可能使用大尺寸螢幕的智慧型手機，減少眼睛負擔。已有視野問題的患者，可啟用「黑白反轉功能」（即反白模式），有助於降低光線刺激。

3C產品的螢幕藍光影響睡眠品質，就寢前盡量避免使用。

躺著滑手機、在昏暗中使用3C螢幕，都可能導致眼壓上升，應盡量避免。

注意看這裡！

藍光……3C螢幕的藍光會抑制睡眠荷爾蒙「褪黑激素」的作用，傷害睡眠品質。

能否推薦有益眼睛的飲食？

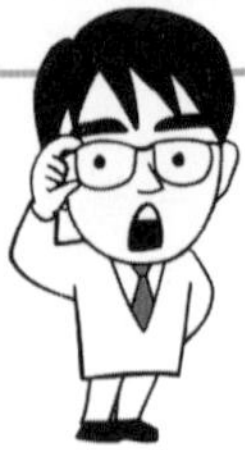

我來回答你！

每天的膳食營養要均衡。攝取足夠蛋白質，碳水和鹽分要節制。

■採取高蛋白低碳水飲食

餐餐不忘魚和肉，白飯要節制。充分攝取青蔬、菇蕈、海藻類。鈉鹽不過量。

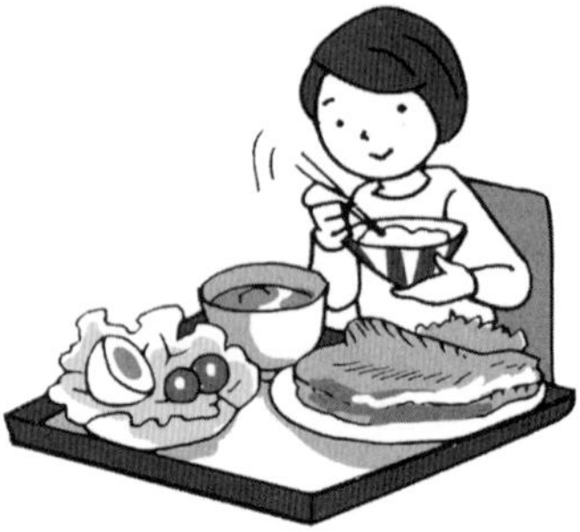

三餐營養均衡是根本，酒精攝取要節制

青光眼患者的飲食原則，首重三餐營養均衡。切勿輕信坊間「吃○○有益青光眼」的保健資訊，穩定攝取多元且均衡的膳食營養，才是維護眼睛健康的關鍵。

蛋白質、脂肪與碳水化合物（醣類）這三大營養素的攝取比例必須適度分配，以「節制碳水，補足蛋白質」為原則。

「蛋白質」是構成身體組織的基本材料，也是細胞汰舊換新所需的重要原料。眼睛必須不斷新陳代謝，如果蛋白質攝取不足，細胞無法正常修復與再生，視神經結構也容易變得脆弱，增加受損風險。

肉類是優質蛋白質的寶庫。有研究指出，規律攝取足夠肉類的長者，罹患青光眼的風險相對較低。不過，營養的攝取以適量為原則，三餐均衡即可，不宜每餐都大魚大肉，以免造成其他的健康問題。

「碳水化合物」攝取過多，可能導致血管脆弱、血液循環不良，進而損傷視神經。不只是甜食應節制，食用白米、白麵粉等精製澱粉類也應適可而止。

此外，高血壓與高血糖都會損害血管，進而危及視神經。過量攝取鹽分（鈉）也不利於健康。少用高鈉調味料，多運用酸醋、柑橘類、辛香蔬菜或辛香料，為食物增添酸香辛辣的豐富滋味，就可以減少鈉鹽的添加。

酒精同樣對血管造成負擔，少量飲用可怡情，但過量則可能加速視神經損傷，導致視野缺損惡化。建議每星期限制飲酒次數不超過三天，每次以日本酒一合（約一百八十毫升）或啤酒約五百毫升為上限。

CHECK！

鉀鹽有助鈉鹽排出

預防鈉鹽攝取過量，除了減少鹽分攝取，適度攝取富含鉀的食物，也能協助鈉鹽的排出。富含鉀的食物有酪梨、菠菜、納豆等大豆製品、國王菜、韭菜、乾白蘿蔔絲等。

青光眼有哪些適合的運動和運動禁忌呢？

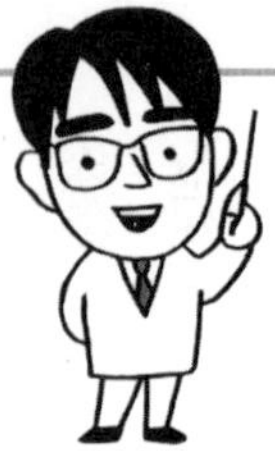

我來回答你！

不建議從事屏氣使勁的重量訓練，以健走等有氧運動為佳。

■健走○　高強度重訓X

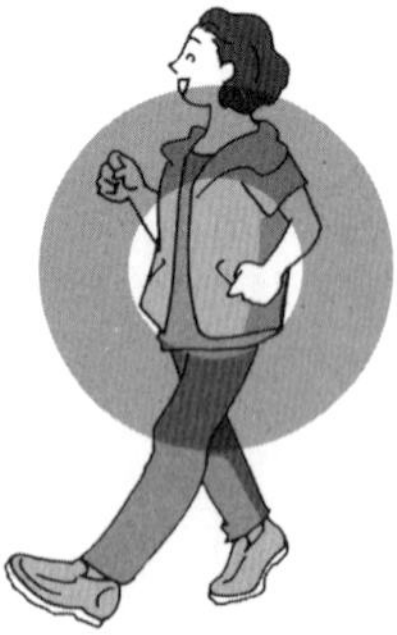

活動雙腿肌肉可促進全身血液循環，抑制視神經損傷

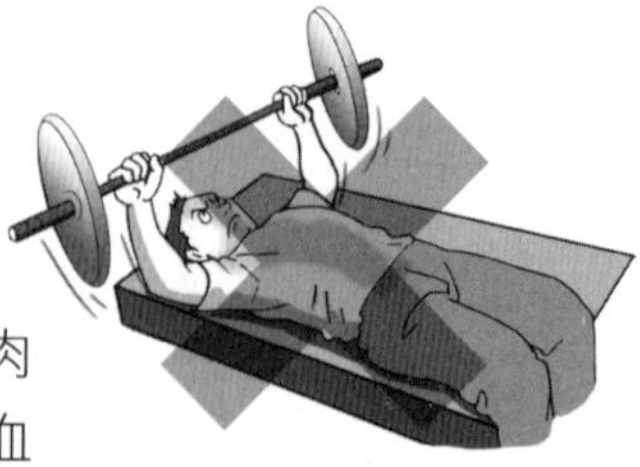

屏氣使勁的重量訓練會升高眼壓

健走或慢跑更優於高強度重訓

青光眼患者從事運動時，有幾點必須注意。

首先，避免讓人咬緊牙關、屏氣使勁的高強度重量訓練。這類訓練易導致眼壓急劇上升，研究顯示，重訓時屏息用力，眼壓甚至可能飆升至四〇毫米汞柱，對視神經構成威脅。

雖然如此，肌力訓練對於維持整體健康仍具有不可忽視的價值。

病情尚未進展至晚期的患者，仍可適度進行如深蹲、仰臥起坐、伏地挺身等基本肌力訓練。建議以十下動作為一組，每日進行三組即可。不過，從事這類肌力鍛鍊當中，一定不可屏息用力，更要避免高強度的重量訓練。

水中活動方面，青光眼患者游泳時應留意蛙鏡的選擇。太過緊束的蛙鏡可能導致眼壓上升四～五毫米汞柱，因此建議選擇鏡面較大、配戴壓力較低的款式。另外，若曾接受青光眼手術，術後三個月內應避免從事游泳、潛水等水中活動。

至於瑜伽，青光眼患者可安心練習一般姿勢，特別是搭配瑜伽的呼吸法，有助於降低眼壓。不過，需避免長時間低頭的動作，以免眼壓升高。

整體而言，**青光眼患者比較適合從事如健走、慢跑、輕度跑步等有氧運動**。這類活動不僅安全，也能活化血管內皮細胞。血管的內皮細胞決定了血管的健康狀態，而活動雙腿肌肉可促進全身血液循環，供應內皮細胞活力，使血管常保柔韌彈性，進而保護視神經，延緩病情惡化。

建議每日進行約三十分鐘的有氧運動，每周至少一次，如能維持每周三次的頻率更為理想。

CHECK！

屏氣使力的運動引發眼壓升高！

從事高強度重量訓練時，常需屏氣用力，研究顯示，這會導致眼壓飆高，甚至超過 40 毫米汞柱。青光眼患者改採深蹲、仰臥起坐、伏地挺身等適度的肌力訓練，相對更為安全。

罹患青光眼後，還適合經常閱讀嗎？

躺著看書是大忌！善用大字本或電子書閱覽器，輕鬆又護眼

有研究顯示，喜歡閱讀的人罹患青光眼的比例偏高，但兩者之間是否有直接的因果關係，目前仍未有明確結論。然而可以確定的是，有閱讀習慣的人往往也有近視，而近視本身就是視神經損傷的重大風險因子，更是導致青光眼的直接因素（詳見第一一四～一一五頁）。

儘管如此，筆者並不認為罹患青光眼就必須放棄閱讀的樂趣。青光眼的初期或中期患者，從事日常閱讀並無大礙；若病程進展至後期，視野缺損已影響日常生活，可以善用大字本（字體與書本尺寸放大）或有聲書等輔助方式，繼續保有閱讀的習慣。

若偏好閱讀電子書，建議選用專為閱讀設計的電子書閱覽器。這類裝置模仿紙本書的反射式顯示方式，依賴外部光源照明，與智慧型手機或平板電腦將光線直接射入眼睛不同，能有效降低眼睛疲勞，更加護眼。

此外，閱讀的姿勢也十分關鍵。千萬別躺著看書！研究指出，這會導致眼壓上升。

理想的閱讀姿勢是採取端正坐姿，將書本置於眼睛正前方閱讀，同時避免長時間低頭伏案，以減少眼壓負擔。

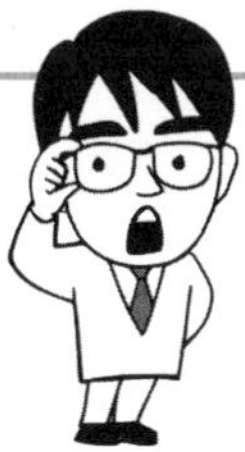

我來回答你！

對青光眼患者來說，閱讀並不是問題，但是必須採取良好的閱讀姿勢，以及正確選擇電子書的顯示器。

■ 閱讀時採取坐姿，書本置於兩眼正前方

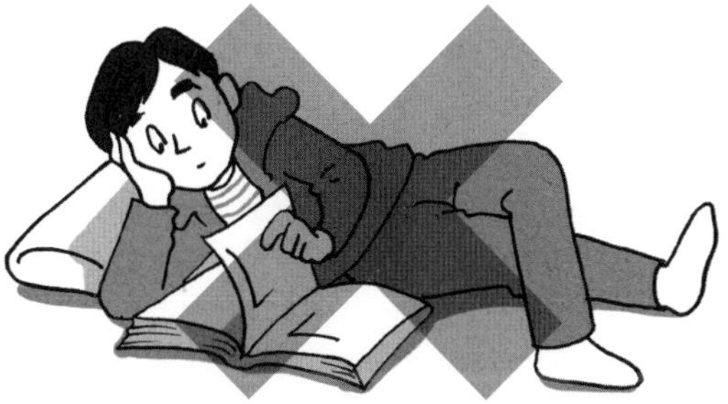

千萬別躺著看書！採取端正坐姿，將書本置於眼睛正前方閱讀，避免長時間低頭伏案的不良姿勢。

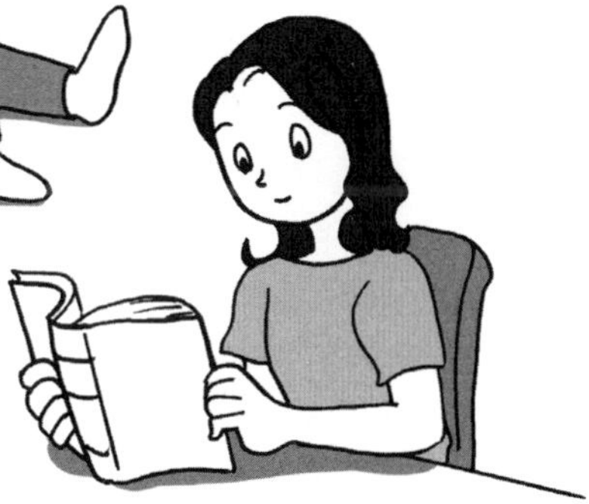

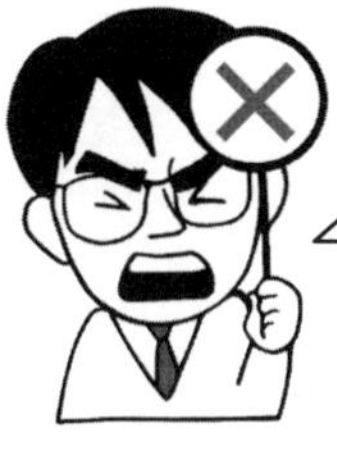

有研究報告指出，躺著看書會升高眼壓 2 毫米汞柱。

重點看過來！

反射式顯示……電子書閱讀器採用「前光源」設計，光源來自螢幕邊框，照射螢幕再反射至眼睛，較為柔和不刺眼；智慧型手機與平板電腦則使用「背光源」，螢幕發光直接照射眼睛，較易造成眼睛疲勞。

青光眼可以戴隱形眼鏡嗎？

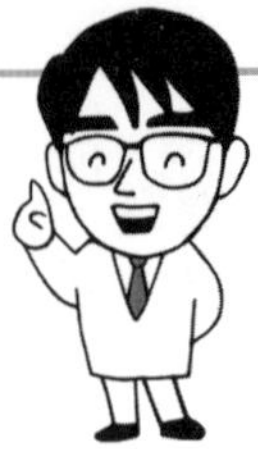

我來回答你！

使用治療青光眼的點眼藥，眼睛容易乾澀，建議戴一般眼鏡，而不是隱形眼鏡。

■戴一般眼鏡安全穩妥

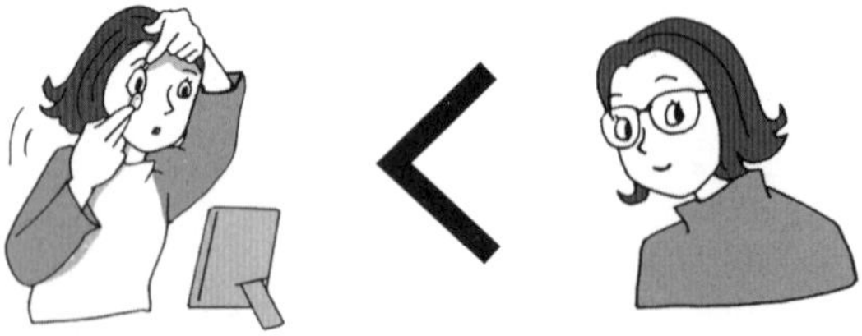

戴隱形眼鏡容易損傷眼球表面

青光眼患者適合戴一般眼鏡。選擇大鏡面的款式更佳

戴隱形眼鏡容易傷害眼球表面

青光眼患者盡可能配戴一般眼鏡，而非配戴隱形眼鏡。

持續使用青光眼治療眼藥，眼球表面容易乾澀敏感，而配戴隱形眼鏡多少會傷害眼球表面，因此一般眼鏡會比隱形眼鏡相對安全。

當然，這並不表示完全禁止使用隱形眼鏡，但仍要避免長時間配戴。一旦出現眼睛異物感或不適症狀，應立即取下，並確實遵守配戴時間的限制。更重要的是，應在主治醫師評估後再考慮是否使用。

特別要注意的是，彩色隱形眼鏡（彩瞳、角膜變色片）的材質透氧率低，鏡片弧度與角膜不易貼合，可能導致角膜變形或其他眼部損傷，並不建議使用。

此外，青光眼的某些治療方式也會限制隱形眼鏡的使用，例如點眼藥水前必須先取下鏡片，有些術後狀況更是完全禁止配戴。因此，患者應隨身攜帶一副備用的普通眼鏡，以備不時之需。

一般眼鏡的鏡片挑選也有學問。遠近兩用鏡片雖然方便，但其視野銜接需仰賴大腦調節，對已有視野缺損的患者反而可能引發視覺不適或疲勞。建議分別準備兩副眼鏡，一副用於看遠（矯正近視）、一副用於看近（矯正老花），依需求切換使用更為合適。

最後，建議選擇大尺寸鏡片的眼鏡，可擴大視野範圍，有助於彌補青光眼造成的視野盲區。

CHECK！

術後不可再戴隱形眼鏡的手術

一旦做過治療青光眼的主流手術小樑網切除術（詳見第152～153頁），或EX-PRESSR引流裝置植入術（詳見第154頁），基本上就無法配戴隱形眼鏡。

需要配戴太陽眼鏡嗎？該使用濾藍光鏡片嗎？

隔離紫外線可護眼，青光眼患者與一般人皆適用

紫外線對眼睛的傷害不容小覷，長期直接照射不僅可能增加罹患青光眼的風險，也與白內障、老年性黃斑部病變等多種眼疾有關。

青光眼患者配戴具有防紫外線功能的太陽眼鏡可以保護視神經。

值得注意的是，鏡片顏色的深淺並不代表其抗紫外線的能力。只要鏡片品質達一定水準，即使是透明鏡片或隱形眼鏡，也具備抗紫外線功能。因此，如果目前所使用的鏡片已經有隔離紫外線功能，大可不必再額外添購太陽眼鏡。

選購太陽眼鏡、一般眼鏡或隱形眼鏡時，務必確認產品是否標示具備「隔離紫外線」的效果。建議可至重視眼睛健康防護的專業眼鏡行，選購防護效果佳的遮光眼鏡，真正達到護眼目的。

另外，前文提到智慧型手機與電腦螢幕所發出的藍光可能影響睡眠品質。不過最新研究提出，藍光對青光眼並未出現顯著傷害，對眼睛的影響也相對有限。因此，只要避免睡前或長時間密集接觸藍光，就無需過度擔心。

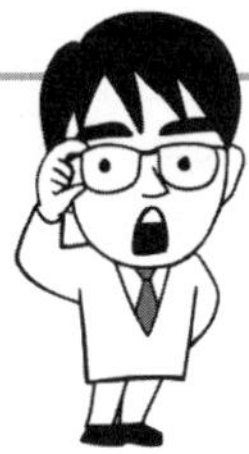

我來回答你！

配戴具有隔離紫外線功能的太陽眼鏡，是護眼的好習慣。藍光對眼睛的傷害有限。

■隔離紫外線，守護視神經

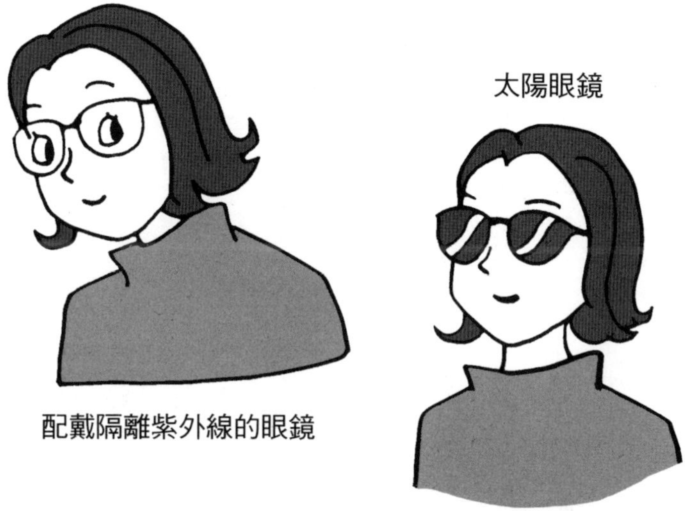

太陽眼鏡的鏡片顏色深淺，與隔離紫外線的效果無關。
也可積極選用具備隔離紫外線功能的透明鏡片或隱形眼鏡。

重點看過來！

遮光眼鏡……所謂遮光眼鏡能夠選擇性阻擋刺眼的紫外線或藍光，同時讓其他有用光線順利通過。一般太陽眼鏡是全面降低光線進入，而遮光眼鏡在遮蔽眩光的同時，依然能保持較好的視覺清晰度，讓看東西更舒適。

從事大量用眼的工作會加速青光眼惡化嗎？

眼睛需要定時休息，感到疲勞或疼痛時要留意

所謂「大量用眼的工作」，通常是指長時間使用電腦的工作內容。相較於智慧型手機，由於眼睛與電腦螢幕之間的距離較遠，對眼睛造成的負擔也相對較小。

不過，即使是使用電腦，只要連續超過四小時，仍應適時讓眼睛休息。最理想的安排是每工作一小時，就停下來休息幾分鐘，並望向兩公尺以外的遠方，放鬆眼部肌肉。

青光眼患者比一般人更容易感到眼睛疲勞或疼痛，原因可能與治療青光眼所使用的點眼藥有關，藥物成分導致眼球表面乾澀。

此外，視野缺損使得大腦必須額外努力來補足視野的空白，導致疲勞感加劇。若心理壓力同時累積，疲勞感會更加明顯。

已經出現視野缺損的患者，若長時間進行大量用眼的工作，雙眼在視野填補上的協調功能可能出現落差。由於視野填補是由大腦主導的補償機制，當大腦負荷過重時，眼睛容易感到疲勞，甚至因此引發頭痛、肩頸僵硬等症狀。

此外，如果出現劇烈頭痛、噁心反胃等情形，應懷疑是否為急性青光眼發作，務必盡快前往眼科就診。

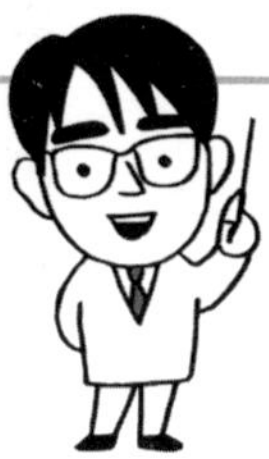

我來回答你！

青光眼患者容易感到眼睛疲勞，雖不至於加重視野缺損病情，但仍要多加留意。

■工作每小時休息 1 次，遠眺 2 公尺外的遠方

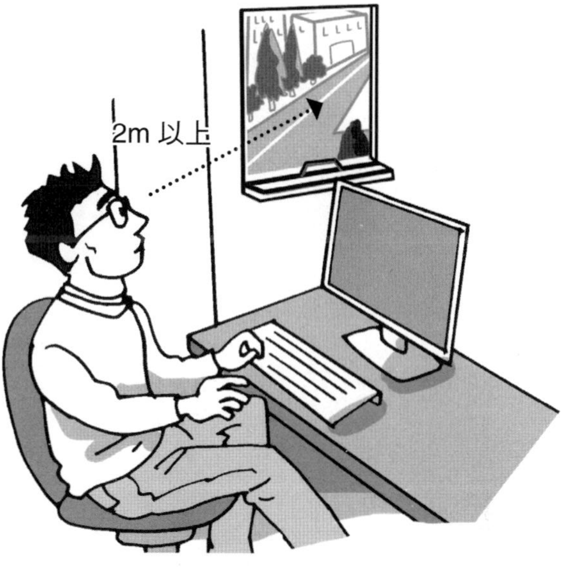

CHECK！

眼睛疲勞會表現出全身症狀

眼睛疲勞可能來自長時間盯著電視、電腦、智慧型手機，或戴眼鏡（隱形眼鏡）過久，耗用大量眼力；又或是長時間的精神壓力引起，表現出眼睛不適以及肩頸僵硬、頭痛、噁心反胃等全身性症狀。

青光眼患者可以開車嗎？

我來回答你！

法律對汽車駕駛的視力要求有其許可範圍，但是青光眼患者應該更嚴格審視自身的條件。

■視野缺損可能令駕駛人錯失交通號誌或人車

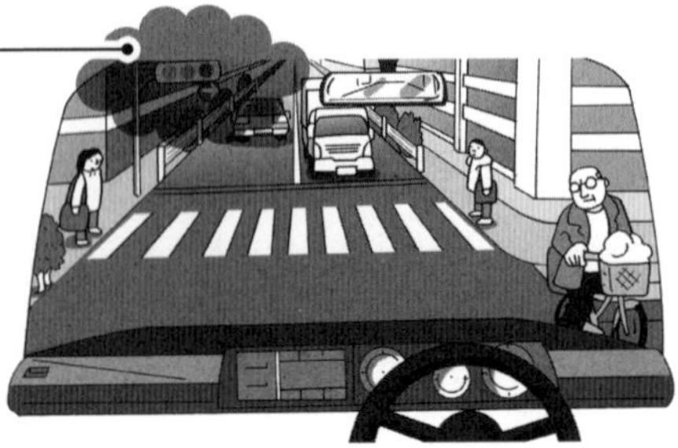

汽車駕駛人的視野缺損部位如果和交通號誌或人車重疊，就可能釀禍。圖中駕駛人的視野缺損部位在右下方，因此看不見右前方的自行車騎士。

雖不違法但有疑慮，需特別留意高風險的早晚時段、直線道路與複雜路口

根據日本相關法規，申請汽車駕照的視力條件只須符合以下任一情形即可達標：左右眼個別視力皆在〇・三以上，且雙眼合併視力達〇・七以上；或者，一眼視力低於〇・三，但另一眼視力達〇・七以上，且視野範圍不小於一五〇度。*

許多患者常問我：「我的視野這樣能開車嗎？」儘管他們的視力條件符合法規標準，我仍然很難輕易回答說：「你的視覺能力開車沒問題！」事實上，不同眼科醫師對相同問題的判斷也有差別，因為視野缺損對駕駛行為的影響，不只是「合不合法」，而是「安不安全」。

右圖可以說明視野缺損的汽車駕駛，可能造成的危險。汽車行進間，如果駕駛的視野缺損部位正好與號誌燈重疊，他就會錯過紅燈，造成潛在危險。那麼，患者該如何自行評估是否適合開車呢？我建議以下兩種方法。

親友陪同試駕觀察：請一位可信賴的親友坐在副駕駛座，觀察你實際駕駛時是否安全。這位親友不需要有豐富駕駛經驗，但必須願意誠實指出你的駕駛風險。

接受駕駛功能門診評估：透過駕駛模擬器進行測試，醫師可以根據模擬結果分析你的視覺能力與駕駛表現，提供科學且客觀的風險評估。

此外，有幾種狀況需要特別小心：早晨與傍晚陽光容易直射眼睛，影響視線清晰度，且正值人**車密集的上下班時段；直線道路容易因車速過快而難以及時反應；複雜路口**訊息量大，對視野與判斷力要求較高。

為了確保開車時擁有充足的有效視野，平日應進行視野訓練，提升視覺反應能力，也有助於降低駕駛風險。

※編按：台灣依《道路交通安全規則》汽車駕駛人視力條件：裸視（未帶眼鏡）：單眼0.5、雙眼0.6，矯正（佩戴眼鏡）單眼0.6、雙眼0.8，普通小型汽車駕照需加測視野達150度以上。

CHECK！

從開車行為可辨識出青光眼？

目前已有廠商著手研發可辨識駕駛人青光眼與失智症的智慧型汽車。其核心技術結合特殊相機與感應器，能全程追蹤駕駛人的視線動態與大腦活動，並透過人工智慧（AI）分析行車狀況、駕駛行為及常見失誤模式，從中辨識開車者潛在的健康問題。

青光眼會受到太胖或太瘦的體型影響嗎？

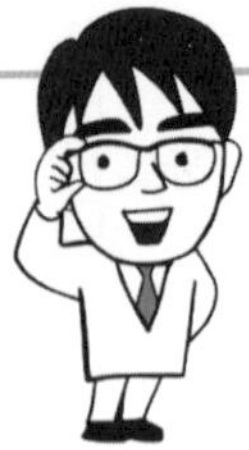

我來回答你！

肥胖者本身的血液循環障礙，容易傷害視神經，而消瘦者的營養不足，也不利於視力健康。

■太胖太瘦都有風險

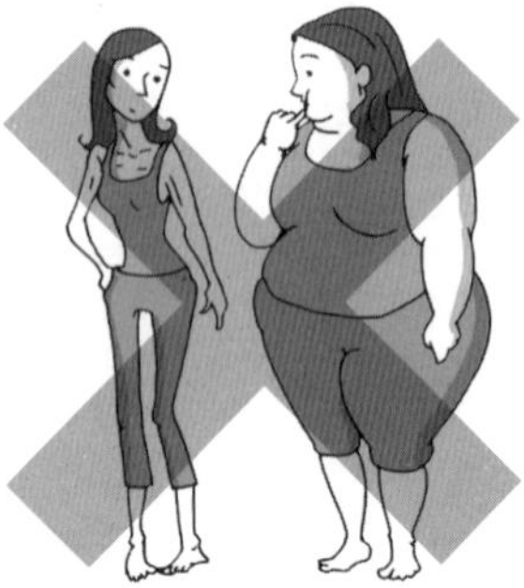

太胖或太瘦都不利於治療，標準體型（適當體重）最理想

體型太肥胖或太消瘦都不利於青光眼的治療。體態肥胖而罹患新陳代謝症候群的人，本身的血液循環障礙會導致視神經容易受損。而眼睛周圍的脂肪堆積，也疑似可能造成眼壓升高。有研究指出，肥胖者每減少一〇％體重，即可降低眼壓大約一．四毫米汞柱。

此外，也有研究證實，糖尿病患服用藥物抑制食慾，能降低青光眼發病的風險。

從結論上來說，肥胖者、糖尿病患或糖尿病前期病人、平日習慣攝取過量卡路里的人，只要適度控制飲食，整體的健康狀況都會進步，對青光

■以 BMI 標準作為保護眼睛的準則

$$\text{BMI}=\frac{\text{體重（公斤）}}{\text{身高（公尺）x 身高（公尺）}}$$

※請注意，算式中的身高單位是公尺（m），而非公分（cm）。

<18.5	低體重
18.5 ≦～< 25	**標準體重**
25 ≦～< 30	肥胖（1 度）
30 ≦～< 35	肥胖（2 度）
35 ≦～< 40	肥胖（3 度）
40 ≦	肥胖（4 度）

出處：參考「日本肥満学会」官方網站表格製作

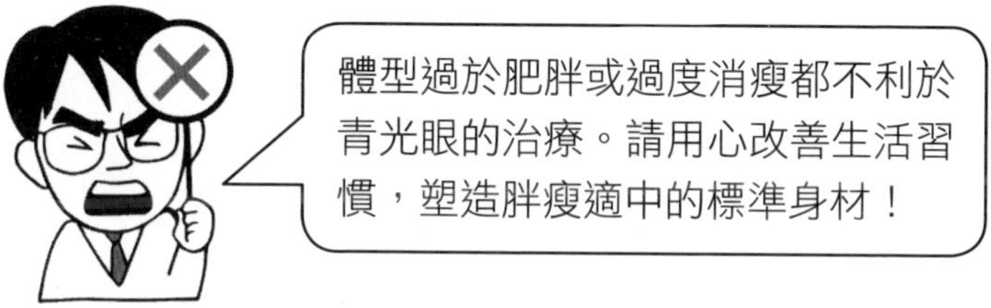
體型過於肥胖或過度消瘦都不利於青光眼的治療。請用心改善生活習慣，塑造胖瘦適中的標準身材！

眼的預防和治療發揮正面影響力。

另一方面，體型過度消瘦的人可能有營養不足的問題。有研究指出，缺乏各類營養素的人容易罹患青光眼。那麼，標準體型（適當體重）應該是多少呢？請以BMI十八．五～二十五為目標，積極改善生活習慣，塑造適中的標準身材吧！

注意看這裡！

血液循環障礙與視神經的關係：……人體組織因為血液循環障礙而供血不足，視神經容易受到缺氧和營養不足的傷害而受損。

青光眼患者該如何聰明應對生活上的不便？

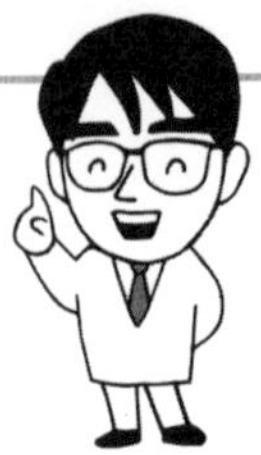

我來回答你！

提前積極因應，越有機會維持生活的自主與品質。患者應在尚未出現生活不便之前，主動諮詢醫師，做好因應準備。

■接受白手杖的步行練習等生活支援

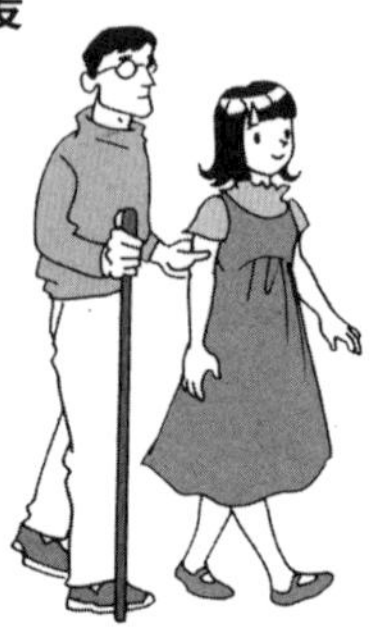

不僅學習如何手持白手杖步行，還要熟習化妝、做菜等的日常生活技能。

善用低視能門診和復健中心

當青光眼導致視野缺損逐漸惡化時，對日常生活的影響也愈加明顯。即便憑藉殘存的視覺功能生活，已是極具挑戰與限制；萬一雙眼完全喪失視力，帶來的不便更是難以想像。

視力的損害，不僅讓行走變得不穩，也讓準備三餐這類基本家務變得吃力。許多患者問我：「以後我還能像現在這樣工作、生活嗎？」這句話道出了他們對未來的焦慮不安。

身為醫師，心中雖然明白疾病的進程，卻很難對患者直言：「有一天你可能看不見，現在就要開始準備。」所以病人應該主動向醫師開口，了解自己應採取的因應措施。針對視覺功能的退化，生活上的準備可分為三階段。

首先，趁視力尚可的時候，盡可能收集必要資訊，預做充分準備。越早行動，越能減輕未來的不便。

然後，前往低視能門診。這是為支援視覺障礙者的日常生活而開設的門診，主要協助患者熟悉各種輔具的使用，例如放大鏡、電子放大機等，幫助提升日常生活的自理能力。

最後，則是善加利用復健中心的資源。只要持有主治醫師開立的推薦信，即可至全國各地的復健中心，接受相關訓練，例如白手杖的正確使用、安全行走技巧，以及各項生活技能的學習。建議患者主動向醫師提出申請，以順利銜接這些後續資源。

此外，若經評估符合視覺障礙的認定標準，患者還可申請身心障礙手冊，進一步獲得政府相關支援與福利。

CHECK！

對身心障礙手冊持有者的支援服務

在日本，符合視覺障礙認定資格的患者（需附有醫師開立的診斷書，並區分為視力障礙或視野障礙），可申請身心障礙手冊。持有手冊後，依各地方自治體的規定，可申請多項補助與福利，包括醫療費用補助、大眾交通運輸的運費減免、福利性稅收補助，以及所得稅的減免與扣除等。

小講堂

4

青光眼患者可以洗三溫暖嗎？

青光眼與三溫暖之間的因果關係，截至目前尚缺乏足夠的研究可以明確釐清。當人體進入高溫的三溫暖蒸烤時，會產生一種稱為「熱休克蛋白」的物質（詳見第 88 頁），這是一種在高溫刺激下產生的蛋白質。雖然從短期來看，這樣的高溫環境似乎對身體造成壓力，但長期而言，卻可能有助於增強體質。

基於這一推論，對於青光眼初期至中期的患者而言，適度使用三溫暖應無明顯妨礙。然而，若視野缺損已進展至後期，則建議避免使用，防止後果未知的不良影響。

此外，洗三溫暖過程中會大量出汗，若在結束後一次補足飲水，可能導致眼壓突然升高。為了安全起見，建議在三溫暖前後，分別以小口的方式補充約一杯水量，有助於穩定體內的水分與眼壓變化。

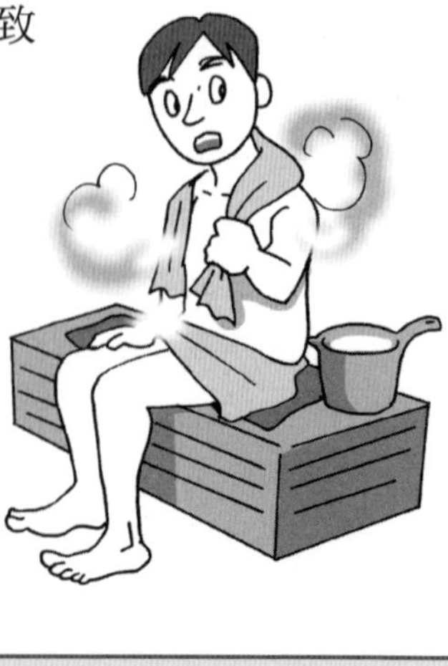

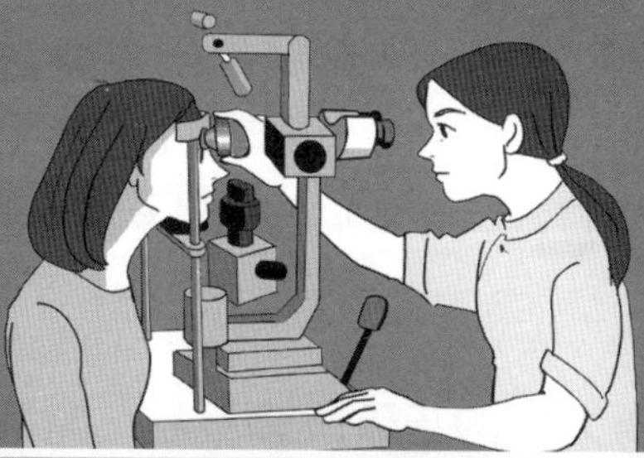

第4章

一次看懂青光眼的診察・治療・檢查

在家附近看一般眼科就好？有必要求助專科醫師嗎？青光眼的診察・治療・檢查流程與重點？所有疑問一次講明白。

你可以在平松醫師的 YouTube 頻道觀看本章重點

青光眼與高度近視的相關性

青光眼的檢查

青光眼的一般治療

青光眼應該看青光眼專科，而非一般眼科？

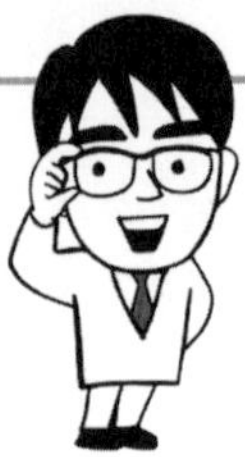

我來回答你！

青光眼的正確診斷十分不易。看一般眼科雖無不可，但如果不放心，最好還是諮詢專科醫師。

■青光眼的正確診斷不易，常容易發生誤診

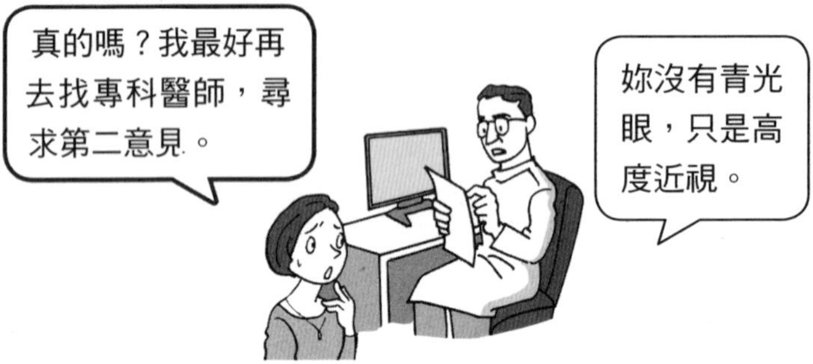
真的嗎？我最好再去找專科醫師，尋求第二意見。
妳沒有青光眼，只是高度近視。

青光眼診斷不易，誤診恐延誤黃金治療期

青光眼的正確診斷並不容易，特別是常與高度近視混淆。

青光眼是由於多種因素造成眼壓升高，進而損傷視神經，導致視野出現缺損。不過，高度近視也可能產生類似的視野缺損，有些人甚至是天生就有視野異常。

因此，視野缺損並不等同於青光眼。

筆者服務的醫院，接待不少在其他醫療院所被診斷為高度近視的病人，實際上卻是青光眼，由於最初的誤診而耽誤治療，轉到本院時，已經錯失了黃金治療時機。

如果對自己的視力狀況有任何疑問，務必要盡早看醫生。即使就近找一般眼科檢查也無妨，但若懷疑與青光眼有關，最好能尋求青光眼專科醫師的協助，進行更精確的診斷與後續治療。

那麼，該怎麼找到真正專門治療青光眼的醫師呢？最簡單的方式是上網搜尋。

不過，由於白內障與青光眼都是眼科常見疾病，僅憑診所網站的介紹，往往難以分辨醫師是否真正專精於青光眼治療，所以查詢的首要重點在於確認醫師的資歷。

如果是青光眼專科醫師，會在網站中明確提出其青光眼門診經驗或手術經歷。此外，凡是日本青光眼學會的會員，都領有學會頒發的專科醫師證書，想成為該學會會員，還需要現任醫師會員的推薦。

另一個實用的辨別方式，是透過「CiNii Research（https://cir.nii.ac.jp/）」網站，查詢該醫師是否曾發表青光眼相關的學術論文，這也能做為是否具備專業背景的重要參考。

CHECK！

青光眼被誤認為高度近視的風險

青光眼和高度近視的鑑別，雖然可以透過 OCT 檢查（詳見第 117 頁）協助，但是就連專科醫師也無法簡單判別。由於近視並沒有明確的治療方法，只能追蹤觀察，所以青光眼如果被誤診為高度近視，往往會延誤治療時機。

青光眼和高度近視有何相關呢？

近視併發青光眼，恐加劇視野缺損風險

前文提到，高度近視容易與青光眼混淆而導致誤診。事實上，近視合併青光眼的情況並不罕見，而且近視本身就會對視神經造成傷害。當近視與青光眼同時出現，對視神經形成雙重夾擊，視野缺損可能因此加速惡化。

更棘手的是，臨床上往往難以明確判斷視神經損傷究竟源自青光眼還是近視，這也使得診斷與治療更加困難。

近視的形成，通常與長時間近距離用眼有關，例如經常使用智慧型手機或電腦，容易使度數不斷加深。一般而言，正常眼球的前後直徑約為二十四毫米，但高度近視者的眼球可能會拉長至三十毫米以上。眼球橫軸越長，視神經受到的拉扯越大，增加了視神經受損的風險。

除了青光眼，近視還會提高罹患其他眼疾的機率，例如白內障、視網膜剝離與老年性黃斑部病變等。

值得注意的是，曾接受近視雷射矯正手術的人，雖然視力改善，但眼球的結構，特別是橫軸長度並未改變，因此仍須保持警覺，定期追蹤眼底與視神經健康。

必須長時間近距離用眼作業的人，請參考第一〇二～一〇三頁的建議，適時遠眺，好讓眼睛獲得充分休息，以減少相關風險。

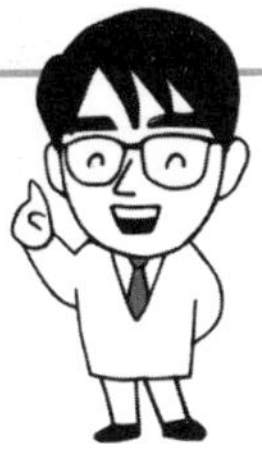

我來回答你！

近視和青光眼不僅容易混淆而遭到誤診，又往往合併發生，視神經在其雙重夾擊下加速視野缺損擴大。

■近視眼是眼球的橫軸拉長

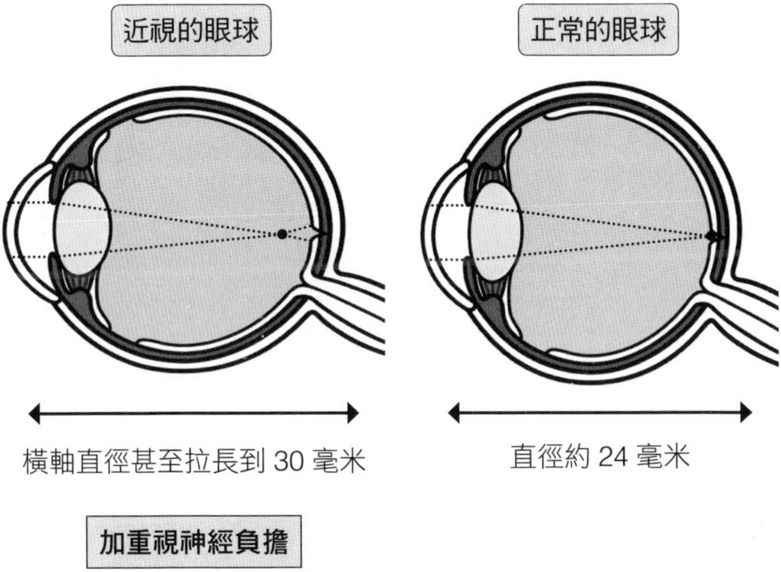
近視的眼球
正常的眼球
橫軸直徑甚至拉長到 30 毫米
直徑約 24 毫米
加重視神經負擔

CHECK！

高度近視與病態近視

近視、遠視與散光的深度以「D」（屈光度）為計量單位，負數越大，近視越深，超過 -6D 就是高度近視，如果發生眼球變形、視網膜異常，就是病態性近視。

青光眼必須接受哪些相關檢查呢？

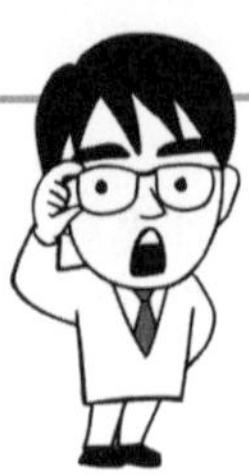

我來回答你！

先從一般問診開始，然後接受眼壓檢測、隅角檢查、眼底檢查、OCT 檢查、視野檢查等。

■透過裂隙燈顯微鏡檢查隅角

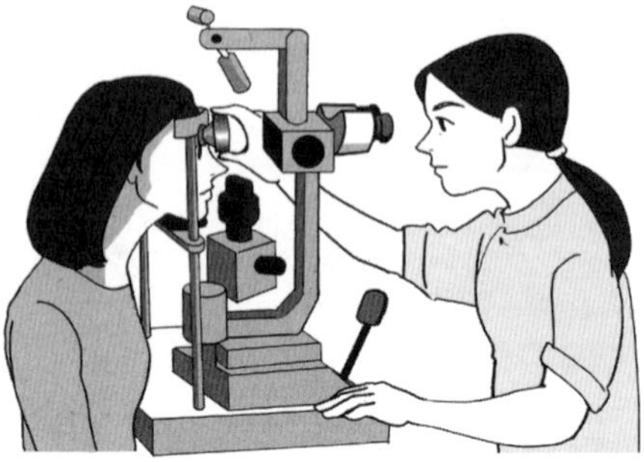

經由隅角檢查可以判別屬於開放性隅角還是閉鎖性隅角青光眼。

青光眼診斷需要多項檢查，進行綜合判斷

診察從問診與視診開始，患者如果自覺有任何不適，應主動向醫師說明症狀；若有相關病史，也務必一併告知，讓醫師掌握完整資訊。

接著進行視力與屈光檢查，確認目前視力狀況，並判斷是否有近視、遠視或散光等屈光問題。之後，醫師會使用裂隙燈（一種特殊顯微鏡），仔細觀察眼球前部的構造。

接下來的重要步驟是測量眼壓（詳見第一三〇～一三二頁）。一般健檢常使用的「非接觸式眼壓計」，是以空氣噴射測定眼壓，但這種方法對於日本人常見的「正常眼壓型青光眼」較難準

確辨識。因此臨床上多會改採「壓平式眼壓計」測量，先點局部麻醉劑，醫師再以測壓頭輕觸角膜，取得更精確的測量值。

目前也有更新式的檢查方式，可以在測量眼壓的同時，測出角膜的黏彈性（即吸收外部壓力的能力），幫助更全面了解眼球的狀態。

此外，醫師會利用裂隙燈搭配隅角鏡進行隅角檢查，以判別是隅角開放型還是隅角閉鎖型青光眼。

然後，經由散瞳劑擴張瞳孔後，進行眼底檢查，觀察視神經、視神經乳頭與視網膜的健康狀況。若需要更細緻的眼底影像，就會安排進行OCT（光干涉斷層掃描）檢查，利用紅外線光波取得視網膜與視神經的橫切面圖像，有助於早期發現視神經損傷。

最後進行視野檢查（詳見第一三二～一三三頁），雙眼注視一個固定點，再藉由可見光點的出現來評估靜態視野範圍。

綜合上述所有檢查結果後，醫生做出最後診斷。一旦確診青光眼，後續必須定期回診追蹤視野變化，進行妥善控制與治療。

CHECK！

什麼是 OCT 檢查？

OCT 是名為「光干涉斷層」的檢測儀器，可拍攝視網膜的斷層圖像。其精密度更勝一般的眼底檢查，可觀察視網膜的橫切面及視神經狀態，做出更正確診斷。OCT 檢查的引進，有助於發現初期的青光眼。

一次看懂青光眼的診察與檢查流程

❶ 問診・視診

問診重點：是否視物不清、近親中是否有人罹患青光眼、既往病史、日常服用的藥物等。

❷ 視力・屈光檢查

測量目前的視力、有無近視或散光。

❸ 裂隙燈顯微鏡檢查

透過裂隙燈顯微鏡，確認眼睛的細部狀況。並藉此確定是否有青光眼以外的其他眼部疾病。

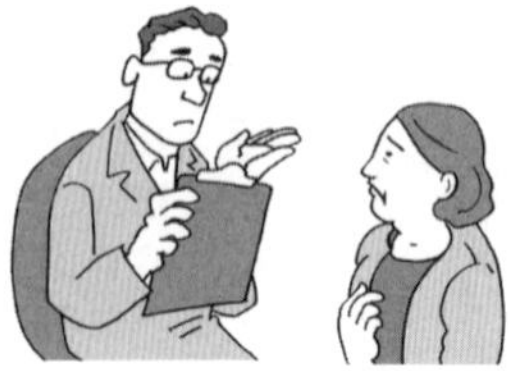

❹ 眼壓檢查

青光眼的診斷和治療中，最重要的核心就是眼壓。治療當中也必須定期回診追蹤測量眼壓。

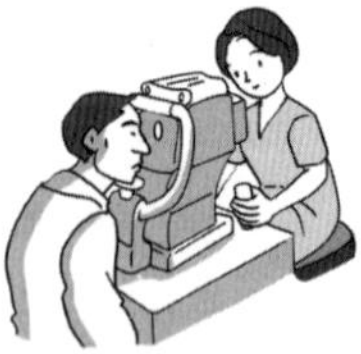

以空氣噴射測定眼壓（非接觸式眼壓計）

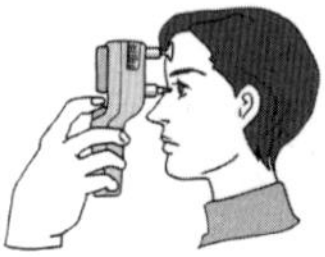

可在家自行操作檢測的眼壓劑

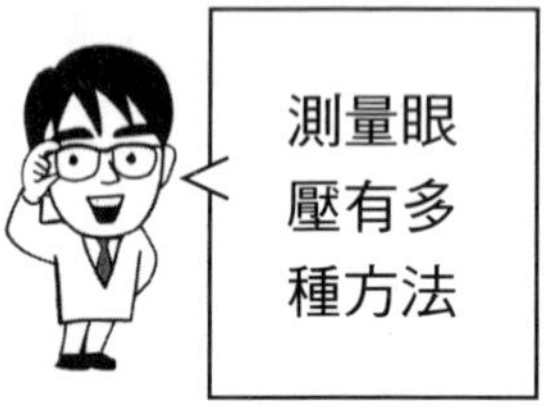
測量眼壓有多種方法

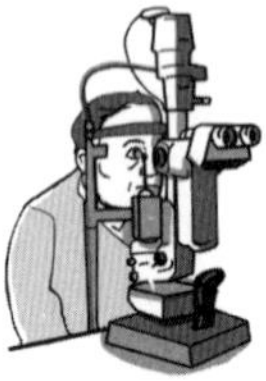

由醫師以：測壓頭輕觸角膜的「壓平式眼壓計」（戈德曼眼壓計）

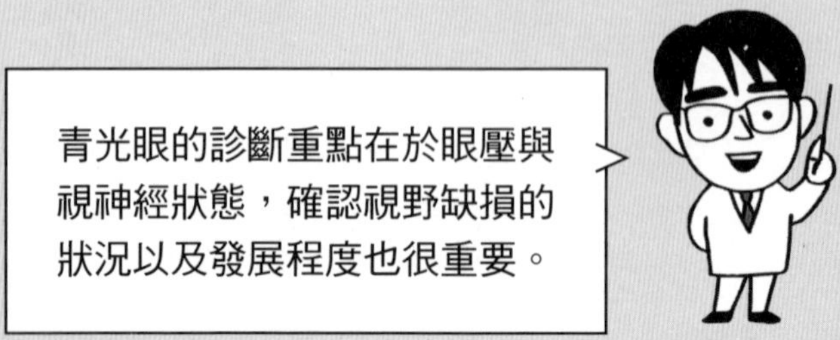
青光眼的診斷重點在於眼壓與視神經狀態，確認視野缺損的狀況以及發展程度也很重要。

❺ 隅角・眼底檢查

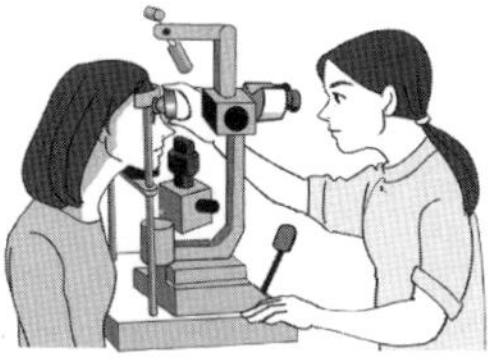

透過裂隙燈顯微鏡進行隅角檢查

從隅角檢查可以判別青光眼類型。眼底檢查必須在散瞳劑點眼後，方可觀察眼底。必要時，需配合眼底攝影。

❻OCT 檢查

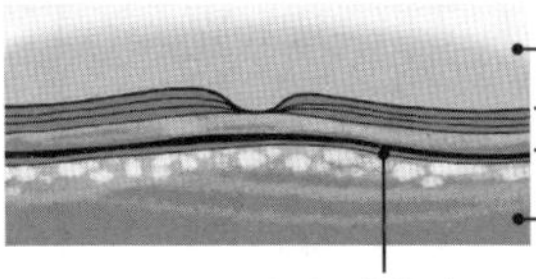

玻璃體
視網膜
脈絡膜
視網膜色素層

OCT 檢查可拍攝眼底視網膜的斷層圖像，對視神經、視神經乳頭等進行精細確認。其精密度遠高於一般的眼底檢查。

❼ 視野檢查

靜態視野檢查

視野檢查在青光眼的診斷與後續追蹤都位居關鍵角色。這類檢查主要分為靜態視野與動態視野兩種，透過調整檢查範圍，有助於提升準確性。

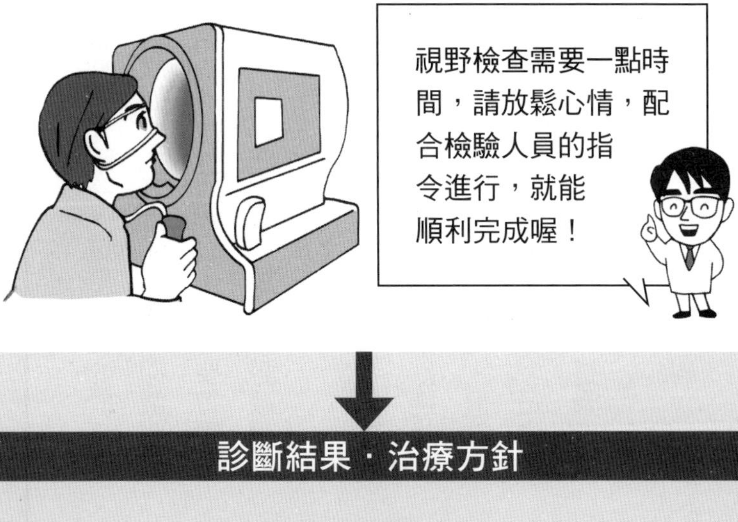

視野檢查需要一點時間，請放鬆心情，配合檢驗人員的指令進行，就能順利完成喔！

診斷結果・治療方針

健檢結果說我的視神經乳頭凹陷擴大……

罹患青光眼風險升高，必須每年定期追蹤檢查

「視神經乳頭凹陷」是指位於視神經出口之視神經乳頭的生理性凹陷結構。當凹陷程度超過正常範圍時，青光眼的風險也會隨之上升。

造成視神經乳頭凹陷擴大的原因，可能包括眼壓上升導致視神經纖維受損，視神經數量因此減少；也可能是天生凹陷較大，或隨著年齡增長，凹陷逐漸加深。無論如何，一旦發現視神經乳頭凹陷擴大，應每年定期追蹤檢查。尤其是有青光眼家族史，或患有近視者，罹患青光眼的風險高，更應密切追蹤眼壓與視神經變化。

部分視神經乳頭凹陷擴大的患者，可能會被醫師診斷為「邊緣性青光眼」。這是一種介於正常與青光眼之間的狀態，代表可能已有早期徵兆或潛在風險。所謂「邊緣性青光眼」，主要特徵是視神經已有損傷，但尚未出現明顯的視野缺損，稱為「前視野青光眼」。

這類情況是否需要積極治療，或只須先行觀察，醫師之間的看法可能有所不同。雖然邊緣性青光眼轉變為青光眼的風險高於一般人，但以目前的醫學技術，仍無法準確預測是否一定會惡化。因此定期檢查，與醫師密切合作，是降低風險的關鍵。

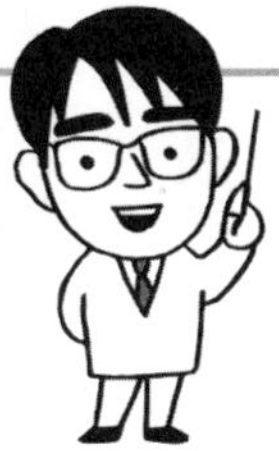

我來回答你！

請注意！有家族青光眼病史，或本身有近視的人，罹患青光眼的風險高，請定期接受追蹤檢查。

■什麼是視神經乳頭凹陷擴大？

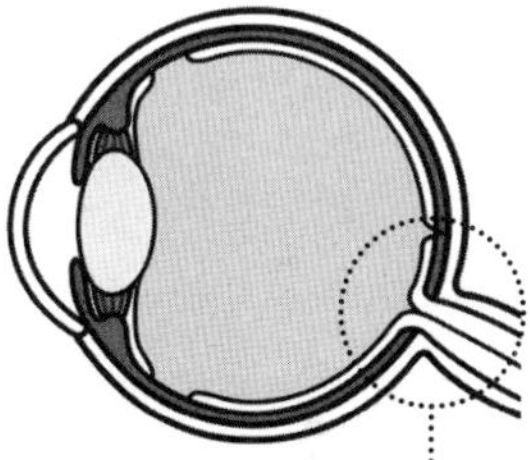

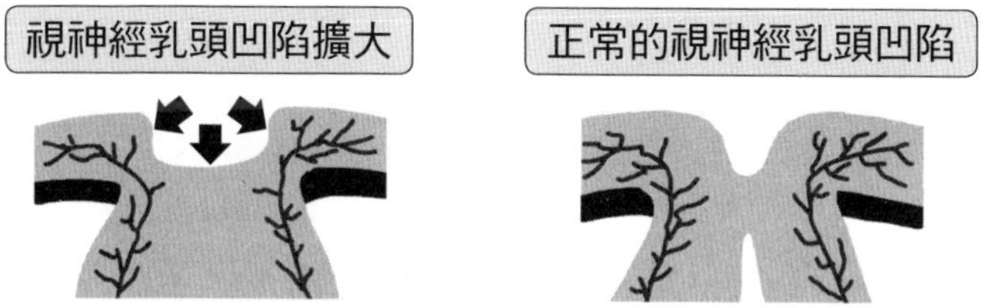

視神經乳頭凹陷，是指位於視神經出口之視神經乳頭的生理性凹陷結構。眼壓上升、先天性的凹陷比較大，或是上年紀，凹陷都可能加深。視神經乳頭凹陷擴大，說明了視神經纖維減少，所以罹患青光眼的風險變大。

視神經乳頭凹陷擴大的人，有可能是「邊緣性青光眼」當中的前視野青光眼。請務必定期追蹤檢查！

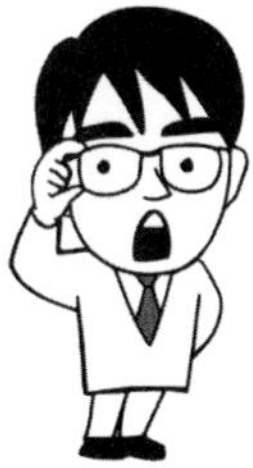

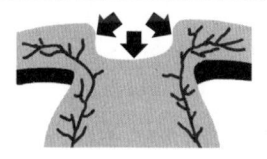

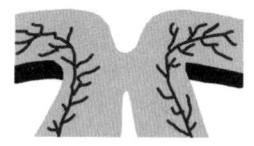

重點看過來！

視神經纖維……視神經纖維一旦減少，眼睛捕捉的訊息無法如數傳送至大腦，導致視野缺損。

附近沒有青光眼專科醫師，想看病要跑很遠……

最初看專科醫師，之後找方便就診的一般眼科即可

如前所述，青光眼的診斷難度高，若一開始未能獲得正確診斷，或是未能得到妥善治療，都可能影響將來的視覺能力。

因此，筆者強烈建議，初次就診時，應尋求青光眼專科醫師的詳細評估與診斷。

不過，由於青光眼專科醫師人數有限，求診患者眾多，即使是大型綜合醫院或教學醫院，門診也經常人滿為患、等候時間長。

因此，筆者建議的就診方式是：初期先由專科醫師擬定完整治療計畫，之後轉由「方便就醫」的一般眼科進行後續追蹤與治療。

這裡所說的「方便就醫」，不僅指地理上的便利，更重要的是找到願意尊重並配合專科醫師治療計畫、並且耐心傾聽患者需求的主治醫師。至於態度不耐煩、動輒責備患者的醫師，完全不在我們的考慮之列。

青光眼的照護是長期抗戰，選擇具備專業與同理心的主治醫師，是非常重要的一步。至於回診頻率，在治療計畫尚未穩定前，或當視野缺損有持續惡化傾向時，建議每月回診一次；其餘情況則可視病情調整為每一至三個月回診一次。

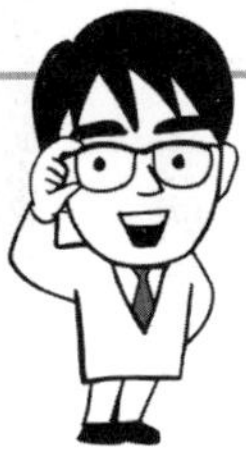

我來回答你！

建議最初找青光眼專科醫師，之後轉由「方便就醫」的一般眼科進行後續追蹤與治療。

■理想的主治醫師條件

①回診方便
②願意尊重專科醫師的治療計畫
③願意傾聽患者的需要
④有親和力、有耐心

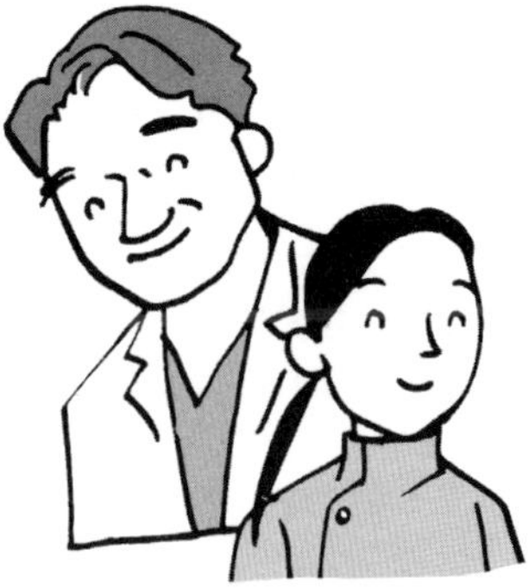

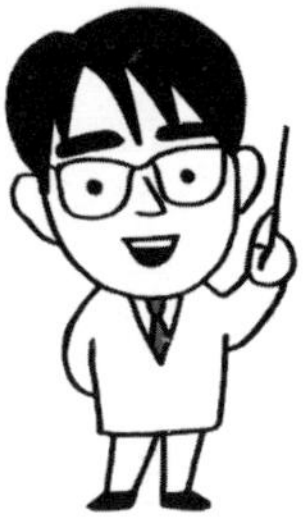
你是否擔心向專科醫師坦白說自己之後會就近到其他眼科醫院看診，可能得罪醫師……誠心向醫師說明自己的狀況，試著溝通看看。

重點看過來！

何時該回去找專科醫師……當視野缺損持續惡化，就必須重新去找專科醫師，檢討是否調整治療計畫，例如追加眼藥或是接受手術等。

跟著我走一遍治療流程

治療策略必須根據目標眼壓的達成效果與視野缺損的變化適時調整

青光眼的治療原則，基本上是以日本的《青光眼診療指引》為依據，並結合臨床醫師的專業經驗，為患者量身訂做個別化的治療計畫。

一旦確診為青光眼，在開始正式治療之前，首先需要設定一個「目標眼壓」。為了計算這個目標值，必須多次測量患者的實際眼壓。

在患者多次回診，取得多筆眼壓資料後，計算平均值，推算得出「基準眼壓」，再結合視野缺損的程度與病情風險，推估出適合該患者的「目標眼壓」。

如第五十六～五十七頁所述，目標眼壓的設定原則，通常是比基準眼壓降低約三〇%，但也可根據視野變化的速度靈活調整。

確定目標眼壓後，治療就從點眼藥正式展開。大多數情況會先從一種前列腺素衍生物類的點眼藥開始，觀察使用一段時間後的反應。

如果眼壓未達標，醫師會考慮更換藥物，或是追加藥量，以增強效果。若治療效果仍不理想，必須再次檢討藥物組合或劑量調整的可能性。

萬一經過多次藥物調整仍無法有效降低眼壓，或視野缺損仍持續惡化，則需進一步評估是否進行雷射治療，甚至考慮手術介入。

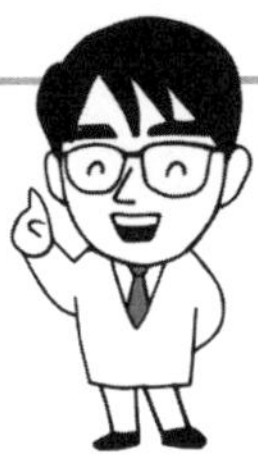

我來回答你！

多次測量眼壓後，計算出基準眼壓，再根據基準眼壓，設定目標眼壓，然後正式展開治療。

■治療以點眼藥為原則，根據治療成效再檢討是否進行手術

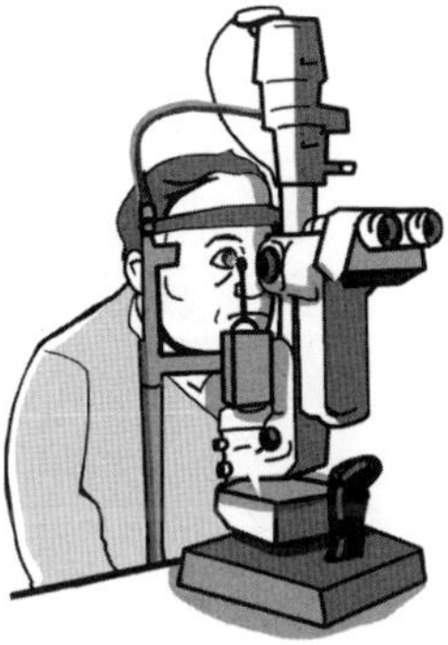

❶ 測量眼壓

定期測量眼壓，推算出基準眼壓，然後設定目標眼壓。

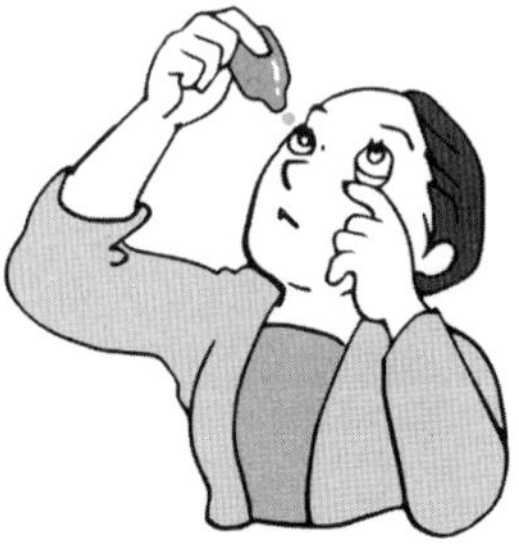

❷ 點眼藥

先從前列腺素衍生物類點眼藥開始（詳見第 58 ～ 59 頁）。

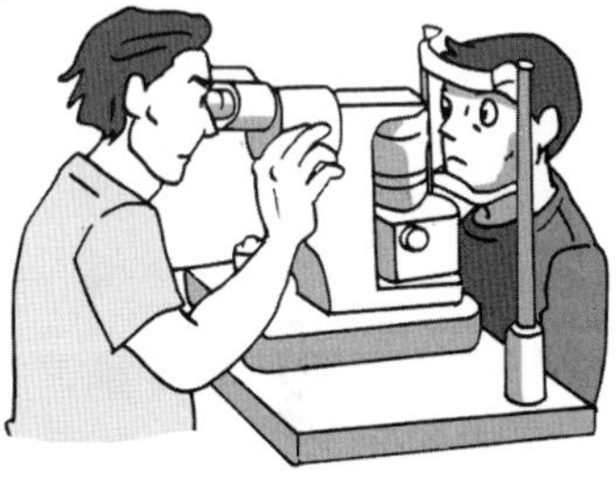

❸ 雷射治療或手術

視野缺損的惡化未見改善時，有必要檢討手術介入。

重點看過來！

目標眼壓……正常眼壓範圍約在 10 ～ 21 毫米汞柱之間，但因為眼壓有個人化差異，所以目標眼壓也因人而異。正常眼壓型青光眼的目標眼壓通常會設定在 12 毫米汞柱以下的極低值。

一次看懂青光眼的治療流程

❶ 平均眼壓的測量・目標眼壓的設定

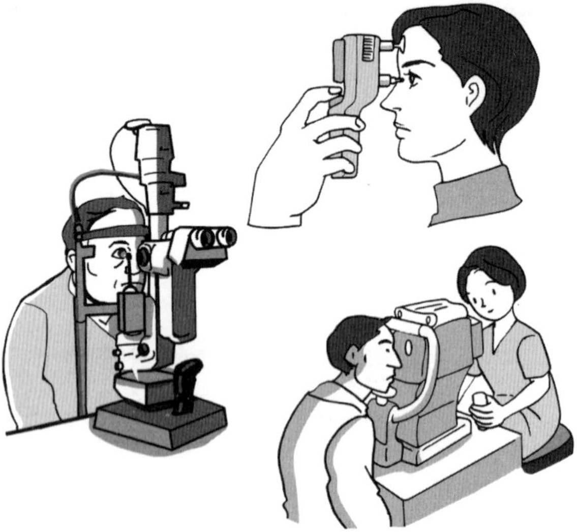

進入正式治療之前，必須先設定目標眼壓。實際測量多次眼壓以後，取平均值，醫師再以平均眼壓為基礎，配合其專業判斷，設定一基準眼壓，再由基準眼壓推定出目標眼壓（詳見第 56 ～ 57 頁）。

目標眼壓的設定通常是以基準眼壓減去 30% 為原則，或根據視野缺損的進展程度推估。

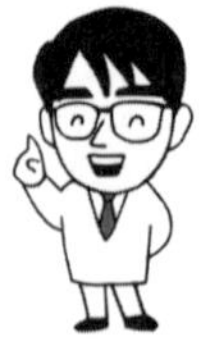

※ 先天性、小兒性、年輕性青光眼（詳見第 40 ～ 41 頁）或急性青光眼等，多數會在發病之初就討論雷射治療或手術的必要性。

一般青光眼的治療基本上以點眼藥為主。如果一種眼藥的效果不佳，會嘗試追加藥量或變更用藥，若還是不見改善，就可能討論雷射或手術治療的必要性。

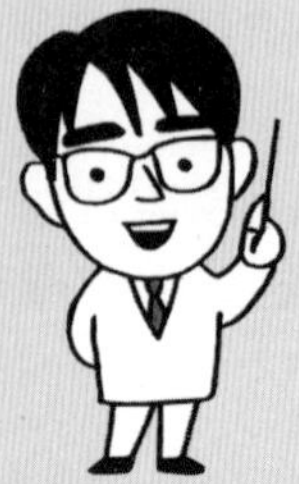

❷ 點眼處方藥

效果不佳時

❸ 追加藥量或變更用藥

以正確點眼方式使用點眼藥！（詳見第 70 ～ 71 頁）

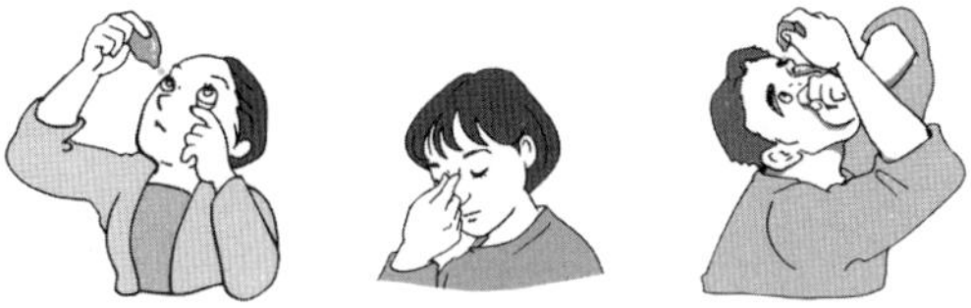

治療初期通常會從每天只需點用 1 次，且效果普遍良好的前列腺素衍生物類點眼藥開始。倘若效果不佳，再調整用藥。需要合併使用多種眼藥時，建議控制在 3 至 4 種藥物以內。含雙重有效成分的複合式點眼藥，需由醫師謹慎評估後決定是否使用。

效果不佳時

效果不佳時

❹ 雷射治療

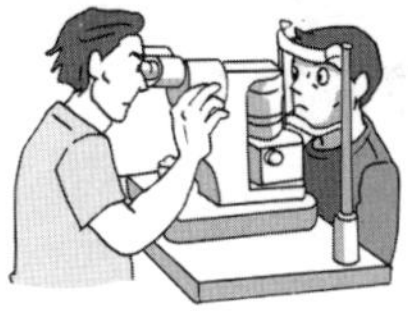

治療時間約 5 ～ 20 分鐘，符合保險部分負擔三成者，大約自付 1 ～ 3 萬日圓（詳見第 150 ～ 151 頁）。

效果不佳時

❺ 手術治療

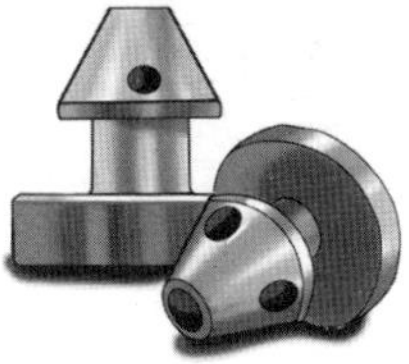

在小樑網前端植入鈦合金微型支架（iStent inject®W）

MIGS 的手術時間大約 10 分鐘，其他手術的時間則在 30 ～ 60 分鐘。符合保險部分負擔三成者，平均大約自付 5 ～ 10 萬日圓（詳見第 152 ～ 155 頁）。

雷射治療和手術都伴隨風險，基本上，只有在點眼藥治療始終效果不佳時，才會討論進一步治療的必要。

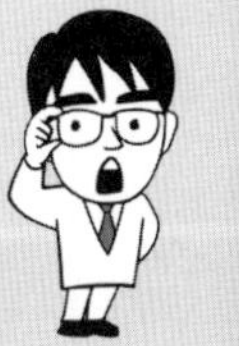

初期、中期、後期的治療有不同嗎？

中期的治療判斷往往是影響視力預後的關鍵轉捩點

如第三十六頁所述，青光眼從初期出現視野缺損，到中期約有一半視野喪失，患者通常仍無明顯自覺症狀。直到進入後期，中央視野受到影響時，才會突然感受到視野急遽縮小，視力大幅下降。

青光眼的治療原則，在各階段都是以「最大程度降低眼壓」為核心目標，但隨著病情發展，治療方針也會有所不同。無論處於哪個病程階段，都需使用處方點眼藥，然而一旦進入中期，治療策略通常會趨於積極，包括調整點眼藥處方，甚至考慮進行雷射治療或手術介入。

問題在於，中期患者多半尚未感受到視野變化，因此對於更換或增加藥物可能的副作用，以及雷射或手術帶來的不適，往往產生抗拒，甚至因此中斷治療。

如果在這個關鍵時刻放棄治療，等病情惡化到後期才重新就醫，往往已錯過最佳介入時機。此時即使進行雷射或手術，也可能無法有效阻止視野進一步惡化，甚至有視力急遽下降的風險。

換句話說，青光眼中期正是決定視力能否長期維持的關鍵轉捩點。此時應勇於面對，積極接受治療，才能守住未來的視覺品質。

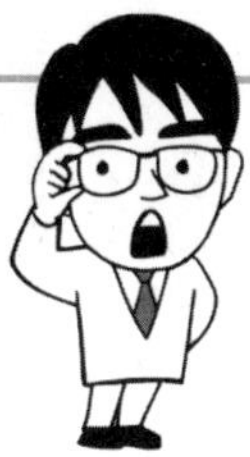

我來回答你！

點眼藥是治療的核心手段，病情進入中期，必須進一步檢討追加或變更點眼藥、雷射和手術的積極介入。

■ 中期治療正是決定視力能否長期維持的關鍵轉捩點

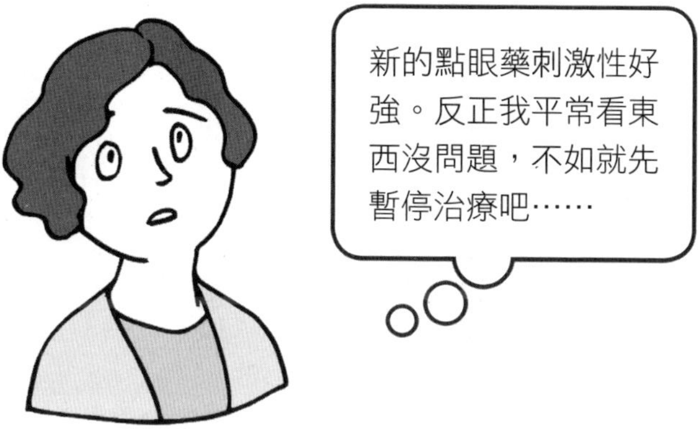
新的點眼藥刺激性好強。反正我平常看東西沒問題，不如就先暫停治療吧……

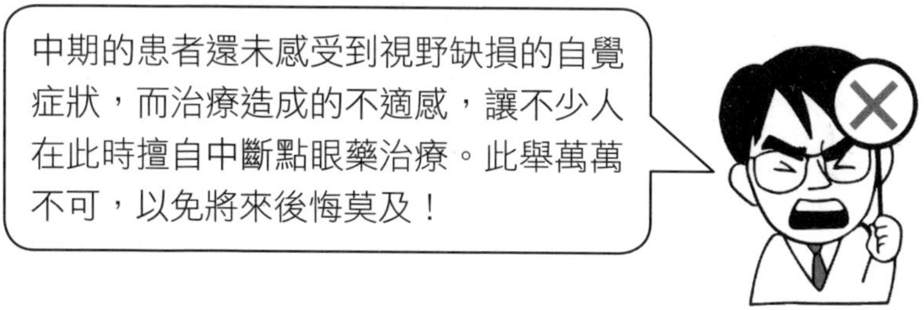
中期的患者還未感受到視野缺損的自覺症狀，而治療造成的不適感，讓不少人在此時擅自中斷點眼藥治療。此舉萬萬不可，以免將來後悔莫及！

重點看過來！

初期、中期、後期……判斷青光眼的病情階段，以 MD 值為基準。所謂 MD 值（Mean Deviation），是將患者的視野感受度與同年齡族群的平均值進行比較，得出視野損害的程度。數值越低，惡化越嚴重（詳見第 136 頁）。

眼壓如何測量呢?

必須經由醫師操作，方能精密測得準確的眼壓數值

第一一六頁已簡略說明眼壓測量的基本概念，接下來進一步介紹兩種主要測量方式。

第一種是「非接觸式眼壓測量法」，也就是以空氣噴射的方式進行檢查，常見於健檢中心或一般門診。檢查時將空氣噴向眼球表面，藉此測量角膜對外來壓力的反應與吸收程度。

這種方法無需接觸眼球，安全性高，感染風險低，且操作簡便、結果穩定，不容易受到不同操作者的影響。然而，它的精準度相對較低，如果需要更精確的眼壓數據，則必須進行第二種方法，即「接觸式眼壓測量法」。

此方法需先點用眼球表面麻醉藥，再由醫師以測壓頭輕觸角膜進行測量。雖然操作較為繁複，但測得的眼壓數據更具準確性。

不過，由於這種測量方式會受到操作者技術的影響，不同醫師之間可能會出現輕微誤差。對患者而言，無需過度擔心這些細節，信任目前的主治醫師即可。

近年來市面上推出可在家自行檢測的眼壓計。隨著這類產品技術日趨成熟，將來價格親民而大為普及之日，相信測眼壓也可以像測血壓一樣輕鬆便利。

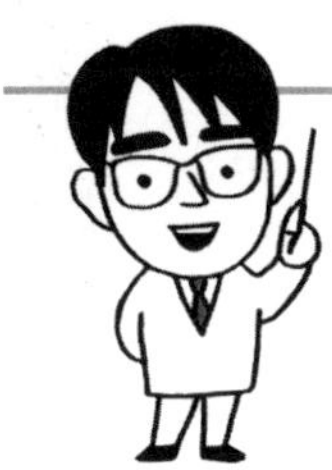

我來回答你！

將空氣噴向眼球表面，藉此測量角膜對外來壓力的反應與吸收程度；或是由醫師以測壓頭輕觸角膜，進行更精確的眼壓測量。

■各種型態的眼壓測量方式

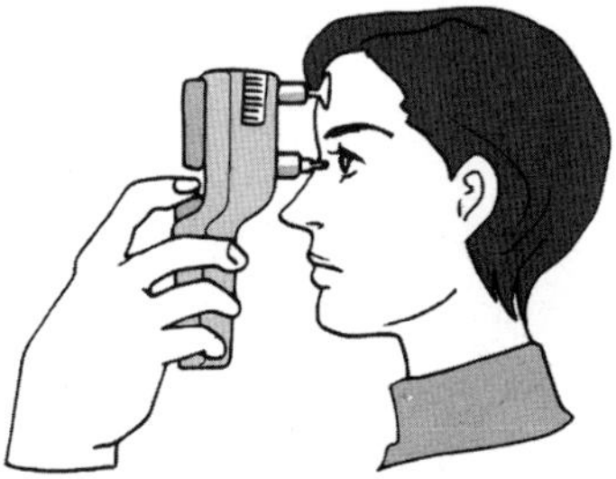

可在家自行測量的眼壓計

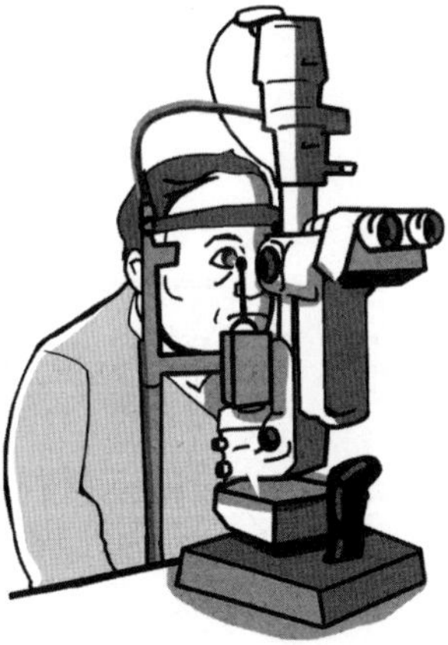

醫師以測壓頭輕觸眼角膜
（戈德曼眼壓計，
又稱接觸式眼壓計）

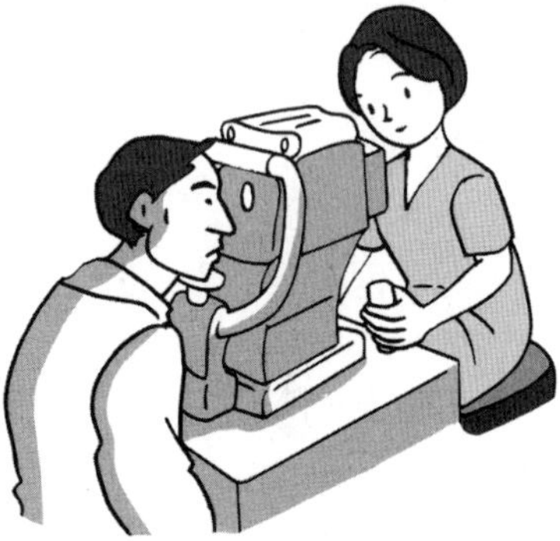

將空氣噴向眼球表面
（非接觸式眼壓計）

重點看過來！

眼壓測量……眼壓也如同血壓一樣時刻在變動。一般而言，早上比下午高；角膜厚的人通常比較高，角膜薄或做過雷射削切角膜手術的人比較低。

視野檢查很不容易，是真的嗎？

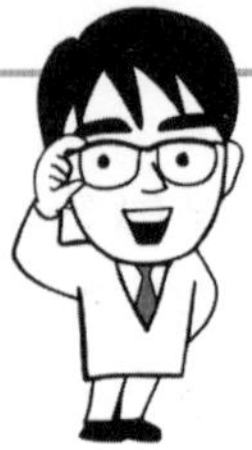

我來回答你！

由於身心狀況會影響視野檢查結果，因此必須多次測試，取平均表現。請抱著輕鬆的心情，耐心完成多次檢查。

■輕鬆面對視野檢查就好！

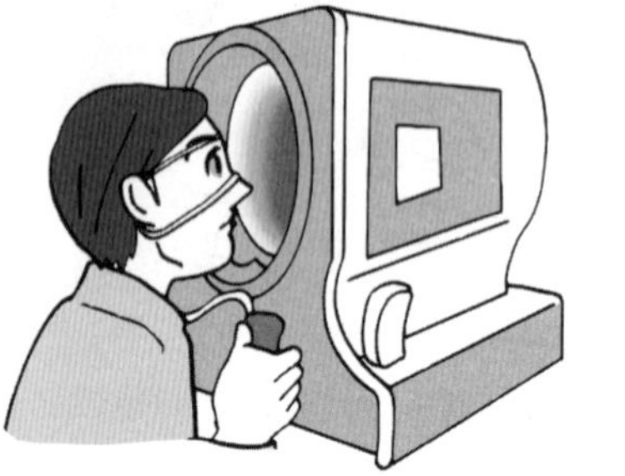

靜態視野檢查通常使用韓福瑞視野分析儀進行，主要用來評估眼睛正前方約 30 度範圍內的視野（這項檢查也可針對視野最關鍵的「中央 10 度區域」進行更精細分析）。

視野檢查應多次進行，取平均結果以提高準確性

所謂視野檢查，是測量「眼球直視正前方固定不動時，往上下、鼻側、耳側所能看見的空間範圍」。

視覺正常者的視野，大約是耳側一〇〇度、鼻側六〇度、上側六〇度、下側七十五度的空間範圍。由於雙眼之間會自然協調，互補視野缺損，因此檢查時必須左右眼輪流遮蓋，分別測量。

視野檢查主要分為「靜態視野檢查」與「動態視野檢查」兩種。無論哪種方式，受測者皆需凝視正前方的「固視點」，一旦察覺周邊出現閃亮光點（游標），應立即按下按鈕表示看到。

由於受測者在測試當中，必須聚精會神，眼睛一動不動的等待光點出現，不少人因此感到壓力，甚至擔心表現不好影響測試結果，心情也跟著緊張起來。其實這些擔憂和恐懼完全是不必要的，輕鬆面對、盡力配合即可。

視野檢查有時確實花費時間，尤其是在發現初期微小的視野暗點時，更需要透過重複檢查來提高準確性，找出不易察覺的異常變化。

另外，檢查中的光點亮度會逐漸變暗，是為了判定視野邊界的敏感度。若當天精神狀態不佳，也可能影響結果，因此醫師往往建議多次測試，採取平均值做為評估依據。

請抱著輕鬆的心情，耐心完成多次檢查，即使結果不理想，也能日後再測，取平均表現為準。

CHECK！

視野檢查的種類

靜態視野檢查方式，是固定受測者的頭部，使其凝視中心點，然後在視野周邊隨機出現閃光點，藉此評估眼睛對不同位置光刺激的敏感度，此時光點是固定不動的。而動態視野檢查是利用圓頂狀的檢查儀，讓光點在其中移動，藉此測試受測者的視野範圍，以及對光線移動刺激的敏感度。

視野檢查的結果和我看見的風景不一樣嗎？

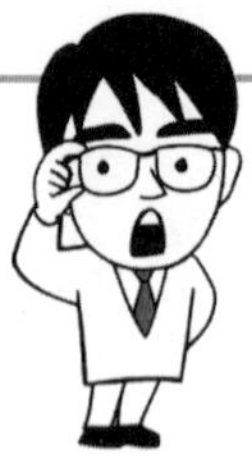

我來回答你！

視野檢查的結果並不等於患者本人的實際感受，因此大可不必過度執著。

■視野缺損擴大≠本人對視野缺損的實際感受

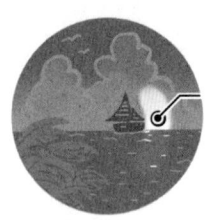

新的視野缺損（2.5%）

新的視野缺損（5%）

擁有 100% 視野的人，缺失 5% 視野，並不會有實際感受（如右圖），但是對於只剩下 10% 視野的人，即使只是損失 2.5% 視野，都會明顯感到視力驟然退化（如左圖）。

視野缺損擴大≠患者的主觀感受

許多青光眼患者疑惑：「我明明一點感覺也沒有，為什麼視野檢查卻說我病情惡化呢？」

視野檢查的結果與患者本人的實際感受常會有出入，要理解其中落差，首先必須接受一個前提：視野缺損的惡化，不等同於患者當下的實際感受。

相反的，有時檢查結果沒有明顯惡化，患者卻堅稱視力變差，也屬臨床常見。

先從結論上來說，不能根據患者本人的感受來判斷視野缺損的病情進展。請看上圖，對擁有一〇〇%正常視野的人而言，即使缺損五%，通常難以察覺；但是對於只剩下一〇%視野的人，即使只是損失二・五%，都會立刻感到視力驟降。後者與前者相比，視野缺損的比例只有一半，實際感受卻可能多達五倍。也就是說，視野缺損的進展，必須依賴客觀的視野檢查數據，而非單靠主觀感受。

如果以患者本人的自覺感受做判斷，病情在初期容易被輕忽而低估，後期則被嚴重看待而過度擔心，甚至引發無謂的焦慮。過度的精神焦慮，天天為此糾結，還可能導致憂鬱症。

筆者可以體會青光眼後期患者為日漸消失的視力而憂心忡忡，然而更重要的，是堅持治療，冷靜把握眼前的機會。

其他像是雙眼互補效應（兩眼在日常活動中會互相補足缺損）、檢查範圍與方式的差異（例如三十度廣域掃描或十度中央精細分析）都可能讓測得的結果，與本人實際感受出現落差。

CHECK！

無需為視野檢查結果過度喜憂

視野檢查的結果，不見得總是壞消息。有時數據略好，有時稍差，這些波動在治療過程中屬於正常現象。無需因一時的檢查結果而過度歡喜或憂心。請整理好心態，理性看待即可。

請告訴我如何解讀視野檢查結果？

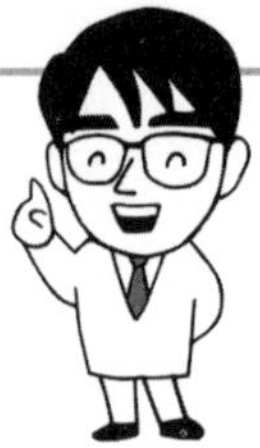

我來回答你！

MD 值標示整體視野的靈敏度，VFI 是換算得出的殘存視覺能力。這兩種數值是視野缺損的兩大重要評估指標。

■MD 值與視野缺損的進展

	健康者	初期	中期	後期
MD 值（dB）	0	0～-6	-6～-12	-12 以下

視野缺損的惡化程度 →

由MD值與VFI數值掌握視野缺損的進展

想了解自己的視野缺損是否惡化，視野檢查中的MD值與VFI是兩項重要的評估指標。

MD（Mean Deviation，平均偏差）值代表整體視野靈敏度的變化，用來衡量受測者與同年齡正常族群平均值的差距，反映出視野縮小的程度。

無視野缺損的健康者，MD值設定為○，視野缺損的嚴重程度以-1、-2、-3……來表示，當負數來到-30，已是幾近看不見的狀態。

如果用MD值概略對應青光眼的分期，大約是0～-6為初期，-6～-12為中期，-12以下是後

■如何解讀視野檢查結果

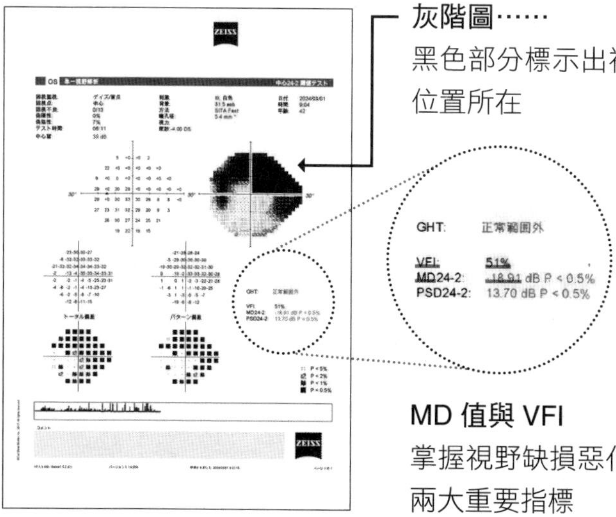

灰階圖……
黑色部分標示出視野缺損的位置所在

MD 值與 VFI
掌握視野缺損惡化進展的兩大重要指標

某位後期患者的視野檢查結果
VFI 51%，MD 值 -18.91dB。

期。

VFI（視野指數）則用來表示整體視野功能的保留程度，數值範圍從保有完整視野的一〇〇%，到視野完全喪失的〇%。

視野檢查的結果也可以用灰階圖（GRAY SCALE）來表示。塗黑的位置就是視野缺損的部位。但是光靠一張圖面無法呈現出視野缺損的惡化進展，所以MD值與VFI仍然是主要的評估指標。

注意看這裡！

灰階圖……以黑灰色的濃淡變化標示半徑三〇度以內的視覺靈敏度分布。顏色越深，靈敏度越差。

眼壓並未升高，視野缺損卻不斷擴大，該怎麼辦呢？

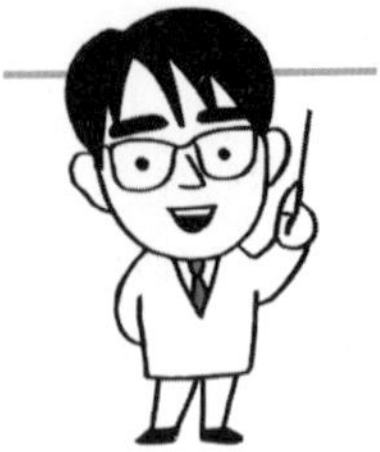

我來回答你！

可能原因有三：本身屬於病情較難控制者、眼壓在診間測量以外的時間偏高、測量的眼壓數值被低估。

■睡眠中或早上的眼壓通常比較高

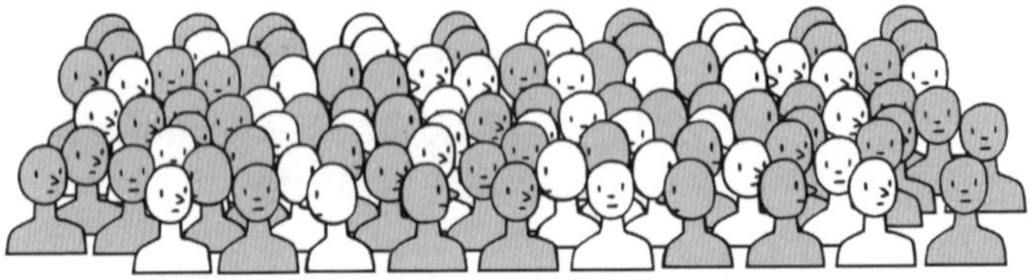

多達六成的青光眼患者，在診間以外的時間眼壓比較高！

繼續降低眼壓，或重新檢討測量準確性

有時，即使眼壓並未升高，甚至已經降低，視野缺損仍持續惡化，出現這類看似矛盾的情況，臨床上可大致歸類為三種類型。

第一類型：眼壓已大幅降低，但仍無法阻止視野惡化。如前所述，青光眼治療的基本原則就是「盡可能降低眼壓」。臨床研究指出，當眼壓成功降低約三成時，有七至八成的患者可望穩定病情、減緩視野惡化。然而，仍有二至三成的患者即便控制住眼壓，視野仍持續惡化。

這類患者必須持續降低眼壓，並考慮更積極的治療策略，例如更換或追加點眼藥、接受雷射治

療，甚至考慮手術介入。

第二類型：**診間測得眼壓正常，但其他時段眼壓偏高**。有研究顯示，多達六成的青光眼患者，在診間以外的時間眼壓較高，例如**夜間眼壓可能高於二十一毫米汞柱**。這類患者在診間測量時眼壓正常，卻忽略了其他時段的眼壓偏高。對此，建議使用可二十四小時監測的眼壓測量裝置，以掌握全天的眼壓變化，找出異常的時間帶及其可能原因。

第三類型：**眼壓測量值偏低，未反映實際狀況**。某些患者的眼壓測量數據，可能因為角膜特性而產生低估，尤其是角膜先天偏薄者，或曾接受近視雷射手術而削薄角膜的人。這類患者的角膜結構較脆弱，在測量時眼球容易凹陷，使得測量值低於實際值。

此時，應進一步測量「角膜遲滯值」（Corneal Hysteresis，簡稱CH，詳見第一一七頁），以評估角膜的黏彈性。透過校正CH值，可以更準確反映實際眼壓，避免低估問題。這種修正方式，除了適用於角膜偏薄者，也適合那些「眼壓看似正常，視野卻不斷惡化」的患者。此外，不同醫師使用的儀器與手法也可能產生誤差，因此在持續惡化的情況下，更應將角膜特性與測量差異納入整體評估。

CHECK！

什麼是角膜遲滯？

眼科專用的生物力學指標，可說明角膜吸收外部壓力的黏彈性數值，又被稱為「次世代眼壓」。角膜遲滯數值偏低，表示眼睛對壓力的保護能力較差，罹患青光眼或青光眼惡化的風險比較高。

小講堂

5

青光眼會遺傳嗎？

「父母都罹患青光眼，我是不是也有風險？」、「我自己是青光眼患者，好擔心孩子也會有問題……」

許多人對青光眼是否會遺傳感到憂心，臨床上確實見過青光眼世代相傳的家族，不過這類病例其實相當罕見，毋須過度恐慌。

可以確定的是，有家族病史者罹患青光眼的風險的確比較高。因此，如果家族中，尤其是近親有人罹患青光眼，建議務必及早接受眼科檢查，並且定期追蹤，以利及早發現、及早治療。（詳見第 84 ～ 85 頁）

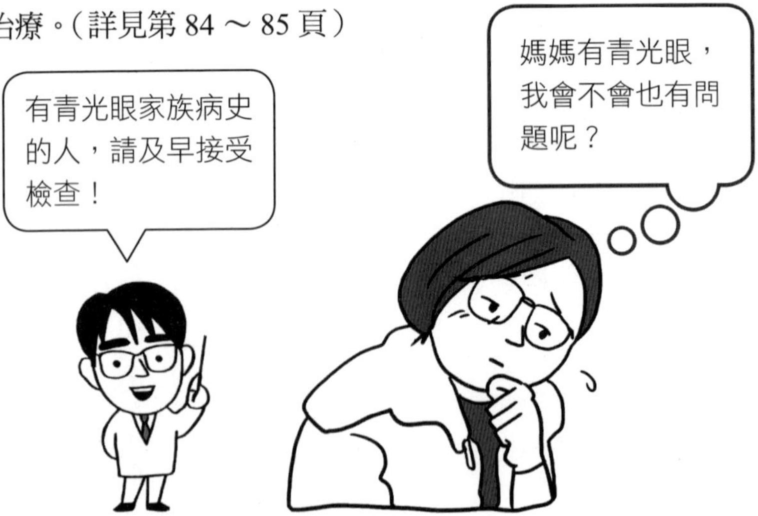
有青光眼家族病史的人，請及早接受檢查！
媽媽有青光眼，我會不會也有問題呢？

第 5 章

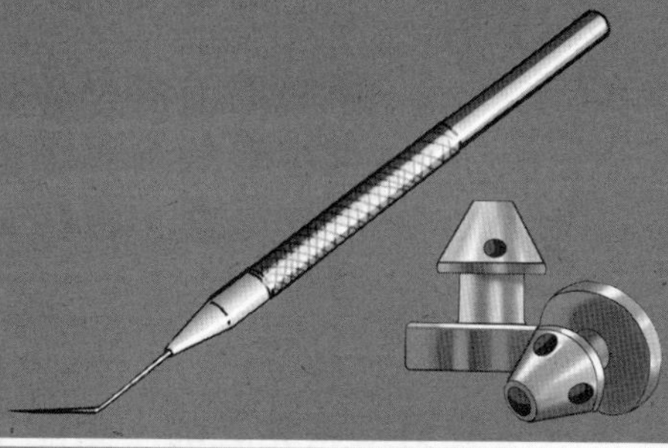

當醫生對你說「該手術了」……

青光眼治療除了基本的點眼藥控制眼壓之外，什麼情況下需要進一步考慮雷射治療或手術介入呢？這些治療方式又有哪些選項擇呢？請看我一一解答。

你可以在平松醫師的 YouTube 頻道觀看本章重點

關於醫療第二意見

青光眼的雷射治療

青光眼的手術治療

雖然心中有疑慮，仍要選擇遵從醫師的判斷嗎？

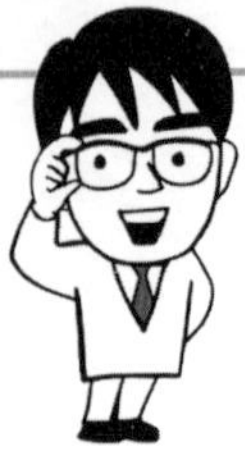

我來回答你！

所有的治療應該在患者本人理解且接受的前提下進行。患者如果感到疑慮，請務必尋求醫療第二意見。

■尋求醫療第二意見之前，請記下治療名稱

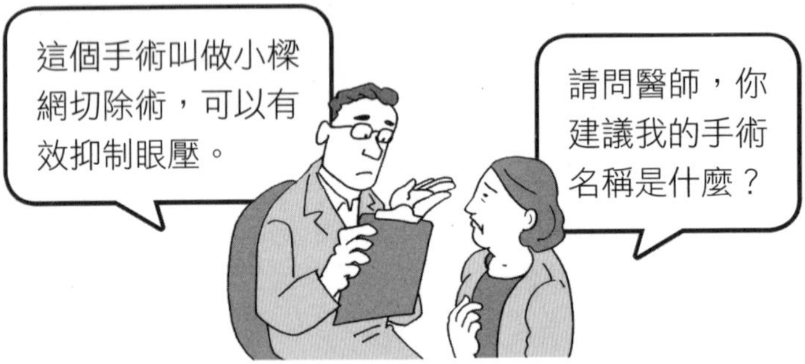
請問醫師，你建議我的手術名稱是什麼？
這個手術叫做小樑網切除術，可以有效抑制眼壓。

是否需要雷射治療或手術，醫師各有專業見解

青光眼的眼藥治療如果無法有效降低眼壓，或視野缺損持續惡化，醫師會進一步檢討雷射治療或手術的必要性。然而，是否需要進一步治療，以及該做雷射治療還是動手術，不同的醫師可能會有不一樣的判斷。

判斷的差異來自每一位醫師的專業見解不同，可以確定的是，醫師的判斷並沒有絕對的是非對錯，關鍵在於患者本人能否接受醫師的專業判斷。經過主治醫師的詳細解說以後，倘若病患對於雷射治療或手術仍有疑慮，就不應貿然接受。

建議這時**積極尋求醫療第二意見，聽聽其他專**

科醫師的看法。筆者認為，病患在聽取第二位，甚至多位醫師的見解以後，最終做出自己的決定，才是最佳選擇。

或許有人會擔心，主治醫師得知自己的患者要去徵詢其他醫師的意見，會不會感到不悅，甚至是勃然大怒。病人若擔心因此得罪主治醫師，不妨拿家人當擋箭牌，假借「家人堅持要我諮詢醫療第二意見」、「最近要搬家，可能會就近到新家不遠的眼科去看看」，合理為自己解除尷尬。

此外，在諮詢第二意見之前，必須先記下主治醫師建議的雷射治療或手術名稱，屆時提供給其他醫師做為判斷依據。

青光眼的雷射治療與手術種類多樣，將主治醫師建議的治療名稱，正確告知你要諮詢的其他醫師，能有助於判斷的準確度。

CHECK！

如何尋求醫療第二意見

首先要充分理解主治醫師的治療策略，然後在打聽到可提供第二意見的醫師後，告知自己的主治醫師，請他幫忙轉介，並申請診斷摘要或病歷摘要、拷貝檢查報告與影像檢查數據等。完成第二意見的諮詢後，回到主治醫師門診，告知結果，並討論後續的治療方法。

手術比點眼藥治療效果好嗎？

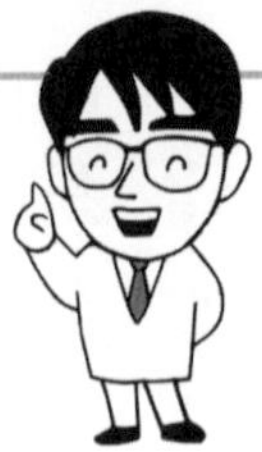

我來回答你！

青光眼的基本治療以點眼藥為主，當藥物治療始終難以見效時，才會考慮雷射治療或手術介入的最後手段。

■雷射治療和手術都伴隨風險

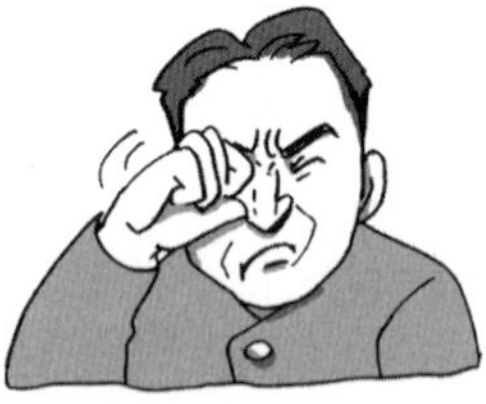

眼睛異物感

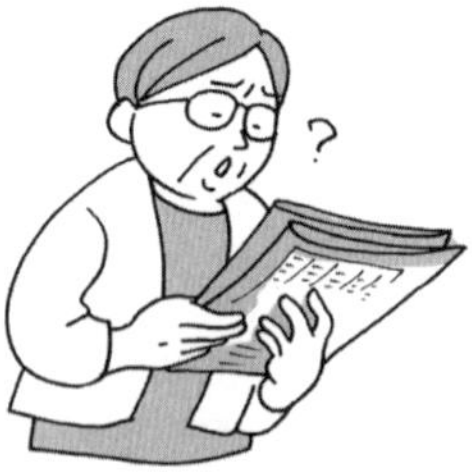

視力下降

眼藥治療效果不佳時，最終手段就必須考慮動手術

原則上，青光眼的基本治療以點眼藥為主，手術是最後的手段。只有當藥物治療效果不理想，或即使持續使用仍有視力惡化、甚至失明風險時，才會考慮進行手術治療。

此外，所有的病患都必須認知到一個大前提，那就是所謂青光眼，無論是雷射治療還是手術，都無法改善症狀。手術成功也只能維持現狀，但無助於修復已缺失的視野。不但如此，手術本身就會帶來風險（稍後詳述），所以病患一定要審慎做出決定。

治療青光眼的眼藥作用，都是在降低眼壓。如同第八十四頁的解說，點眼藥平均可以降低三成的眼壓，讓七到八成病患的視野缺損獲得緩解，但實際上仍有二到三成的病人在點眼藥降低眼壓後，視野缺損卻繼續惡化。

如果在調整處方眼藥後，視野缺損仍持續惡化，就必須考慮是否進一步採取雷射治療或手術介入。

需要強調的是，雖然點眼藥本身可能引起一些副作用和不適感，但相比之下，雷射治療與手術的風險更高。不僅可能引發眼睛異物感，術後還存在視力下降的風險。

尤其對已有中央視野缺損的患者來說，手術後即使只是稍微影響中央視野，也可能導致視力明顯惡化。

儘管存在上述風險，但若透過手術能穩住現有的視野，爭取時間等待未來更先進的療法問世，依然是值得審慎考慮的選項。

CHECK！

穩住現有的視野，樂觀期待日後先進的新療法

全球都在致力於青光眼治療的突破。再生醫療與基因治療領域也發表了令人振奮的成果（詳見第162～163頁）。病患先穩住現有的視野，爭取時間等待未來先進的療法問世，意義十分重大。

手術後眼壓會下降嗎？

雷射治療和手術的目的都是為了通暢房水排出

青光眼的雷射治療和手術種類十分多樣，但目的只有一個，就是「降低眼壓」。

具體而言，手術是用於疏通房水阻塞，為房水打開通道，通暢排出。房水代謝順暢，眼壓自然會下降。即使如此，仍不保證一勞永逸，因為阻塞的原因未能根除，房水通道日後仍可能再度阻塞。

根據臨床統計，接受雷射治療或手術後，約有七成患者的眼壓能穩定控制二到三年；但仍有三成左右的患者會再度發生阻塞，眼壓再度回升。

也就是說，雷射治療或手術除了可能引發眼睛

異物感、視力降低、症狀未改善的風險，三成的患者仍舊回到術前的狀態。也難怪有的患者衡量利弊得失，認為動手術最多也只能穩住現有的視野，並不值得冒險一試。然而，只是穩住現有的視野，就保住了將來接受新進治療的機會，意義仍不容小覷。

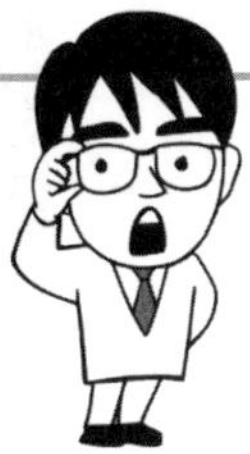

我來回答你！

七成接受手術的患者在 2 ～ 3 年之間眼壓下降，這對於穩住現有的視野意義重大。

■以洗手台來比喻青光眼手術

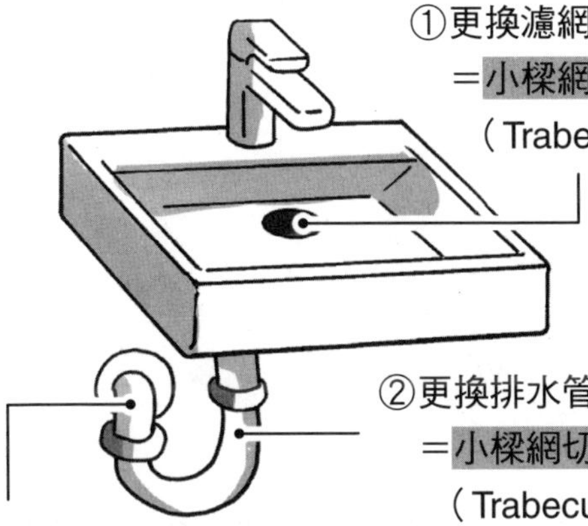

①更換濾網使排水變得順暢
＝小樑網切開術
（Trabeculotomy）

②更換排水管使排水變得順暢
＝小樑網切除術
（Trabeculectomy）

③排水管接續新的下水管使排水順暢
＝將排水管和緩衝池植入眼球，做一排水分流的引流裝置植入術（Glaucoma Drainage Implant Surgery）

青光眼手術可分為 3 大類，目的都是通暢房水排出，藉以降低眼壓。（各項手術的詳細說明可參照第 152 ～ 153 頁）

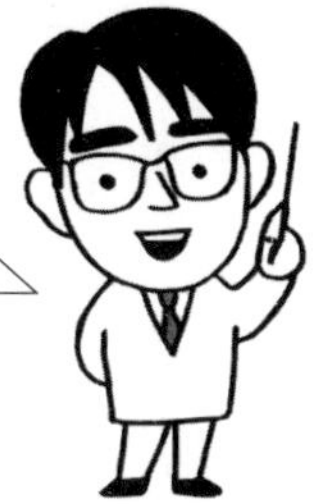

重點看過來！

青光眼的 3 大類手術……上述的①是切開房水排出口的小樑網，疏通阻塞；②是直接切除小樑網，置換新的排水管；③是將排水管和緩衝池植入眼球，做一排水分流裝置。

何時是手術介入的時機？

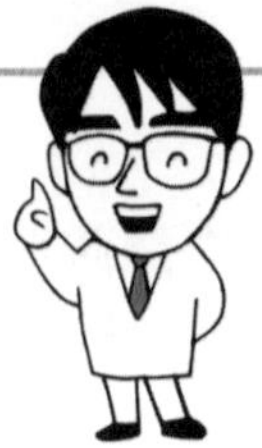

我來回答你！

點眼藥無法阻止視野缺損惡化，或是症狀惡化太快時，主治醫師在不得已之下，可能建議採取手術治療。

■忽然被醫師告知需要動手術，難免心中一驚……

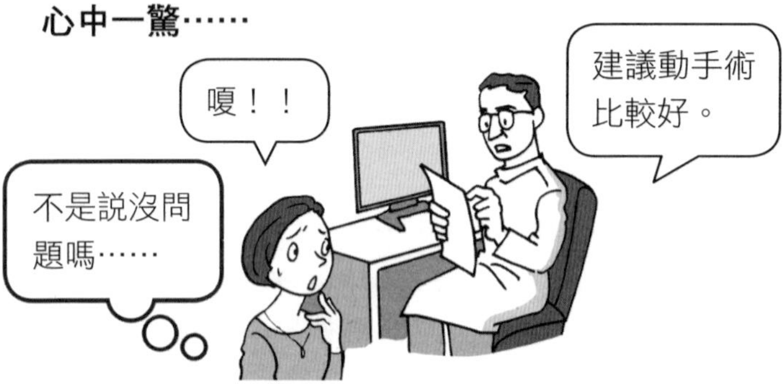
建議動手術比較好。
嗄！！
不是說沒問題嗎……

眼藥治療是醫師的理想首選，萬不得已才考慮手術

當醫師建議病人接受雷射治療或手術介入時，多數病人都會心生猶豫。站在患者的立場，可能感覺這樣的建議來得太突然。筆者本身就接待過許多前來徵詢第二意見的患者。和他們討論病情的過程中，多數反映說，平常看主治醫師，對病情的說明幾乎都惜字如金，不是說「看起來沒問題」，就是「病情又惡化了」。也就是說，醫師在診斷時，對病情的說明不夠充分。

一句「看起來沒問題」，背後卻很可能有醫師未說出口的潛台詞：「病情有些微的惡化跡象，暫時或許沒問題，可以再觀察看看，等到必要時還是得動手術。」

但是病患一聽說「沒問題」，便以為安全過關了，哪知下一次回診，竟被告知需要動手術，難怪會無法接受。

青光眼的基本治療就是點眼藥。眼藥雖然也有副作用，但是相比於雷射治療或手術，點眼藥的危險性可說是微乎其微。連同筆者在內，絕大多數眼科醫師都會希望繼續維持保守的藥物治療。

但是，當眼壓始終無法降低、眼壓極端偏高、視野缺損持續惡化、病情惡化太快、病人就診時狀況已經很不樂觀，或是病人年紀尚輕，希望盡早阻止病情發展，還有的是體質特殊無法使用藥物，或是有其他不得已的狀況，這時就不得不考慮其他的治療手段，狀況特殊時，甚至必須立即採取雷射或手術的緊急處置。

CHECK！

鼓勵年輕人動手術的原因

10～20歲世代的年輕人罹患青光眼，即使尚在初期，醫生往往建議接受雷射治療或手術。原因是早發型的青光眼多數是先天性的房水排出不良，點眼藥的效果往往不佳。

有哪些雷射治療可選擇？

隅角開放型和隅角閉鎖型青光眼的雷射治療有不同

對於患者比例最多的隅角開放型青光眼，雷射治療可清除眼睛小樑網（詳見第三十九頁）的阻塞，促進房水排出。目前的主流術式ＳＬＴ（選擇性雷射小樑網成形術），在國外的評價比點眼藥治療更高，今後有可能發展為取代點眼藥的基本治療。ＳＬＴ的治療時間大約五～一〇分鐘，對病人造成的身心負擔較輕，成功率高達六～七成，效果可維持二～三年。

同類型的雷射治療，還有使用藍綠光氬雷射的ＡＬＴ和使用微脈衝雷射的ＭＬＴ。

隅角開放型青光眼的另一類雷射治療有睫狀體光凝術（又稱微脈衝式睫狀體光凝術），是利用雷射抑制睫狀體分泌房水的功能。治療時間只需短短五～二十分鐘，可降低眼壓大約五毫米汞柱，但是容易引起發炎疼痛，並且有影響眼睛對焦調節機能的風險，所以通常只做為最後的治療選擇。

至於隅角閉鎖型青光眼的雷射治療，則有ＬＩ（雷射虹膜造口術），做法是以雷射在周邊虹彩（詳見第三十九頁）切開一小孔，為房水開一條新通道，預防急性青光眼發作。

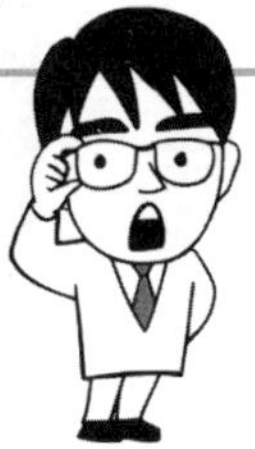

我來回答你！

主流的手術是利用雷射疏通房水阻塞，另一類手術則是為房水開出一條新通道。

■主要的雷射治療手術一覽

※雷射治療費用以單眼計價，實際價格取決於各醫療院所。

隅角開放型青光眼適用		
SLT	ALT	MLT
以雷射清除小樑網的阻塞，促進房水排出	以雷射清除小樑網的阻塞，促進房水排出	以雷射清除小樑網的阻塞，促進房水排出
治療時間約 5 ～ 10 分鐘	治療時間約 5 ～ 10 分鐘	治療時間約 5 ～ 10 分鐘
效果持續 2 ～ 3 年	效果不及 SLT	效果略低於 SLT
成功率六～七成。可能有眼壓上升、發炎等副作用。對點眼藥治療預後效果不佳的人也有效。可多次施做	可能有眼壓上升、雷射強光破壞組織容易導致隅角沾黏等副作用。難以多次施做	可能有眼壓上升等副作用，屬於比較新型的術式

隅角閉鎖型青光眼適用	隅角開放型青光眼適用
LI	睫狀體光凝術
以雷射在周邊虹膜切開一小孔，為房水開出新通道。	利用雷射抑制睫狀體分泌房水的功能
治療時間約 10 ～ 20 分鐘	治療時間約 5 ～ 20 分鐘
效果佳	效果佳
可能發生水疱性角膜病變（Bullous keratopathy）、虹彩炎等副作用。由於虹彩接近角膜，隅角極端狹窄的人不可使用本手術。急性青光眼發作時，必須先使用藥物降眼壓後，方可進行本手術	效果雖良好，但容易出現眼睛疼痛發炎等副作用，且不排除影響眼睛對焦調節機能，以及引發眼球發炎的危險，因此通常只做為最後的治療選擇

本單元所介紹的雷射治療項目，若患者符合醫療保險部分負擔一～三成的資格，每隻眼睛的自費金額約為 1 ～ 3 萬日圓，實際費用依個別情況而異。*

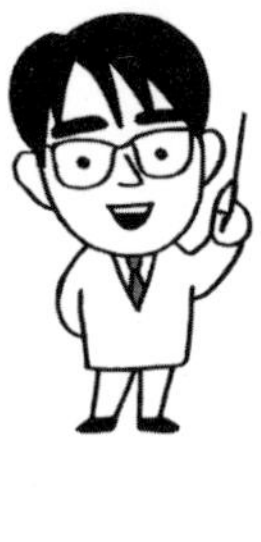

*編按：「小樑網切除手術」台灣健保有給付，在門診施行即可；「微脈衝睫狀體光凝術」為自費手術，實際價格取決於各醫療院所。

有哪些手術可選擇？

主要術式有三類，依病患個別需求加以選擇

青光眼手術的主要術式有三類。

第一類是小樑網切除術（Trabeculectomy），這是青光眼手術中最基本、也是效果最顯著的術式。手術會在房水排出的通道小樑網上開一切口，幫助降低眼壓。手術時間約為二十至六十分鐘，**七成以上患者在術後可維持效果長達三年**。不過，手術後可能需要住院觀察，並有視力下降或視野缺損的風險，因此必須定期回診追蹤。此外，術後無法再配戴隱形眼鏡。

第二類是小樑網切開術（Trabeculotomy），適用於青光眼症狀較輕微的患者。雖然效果略遜於小樑網切除術，但仍有大約七成患者在術後可維持效果長達三年。此術式的風險與術後限制較少，手術時間約為三十分鐘，通常當天即可返家。不過此術式必定伴隨出血，若出血量大，仍有視力退化的風險。

第三類是引流裝置植入術（Glaucoma Drainage Implant Surgery），效果通常不如前述兩類術式，多半用於治療因其他眼疾引發的繼發性青光眼。這類患者的治療需求較為複雜，因此選擇此術式做為替代方案。

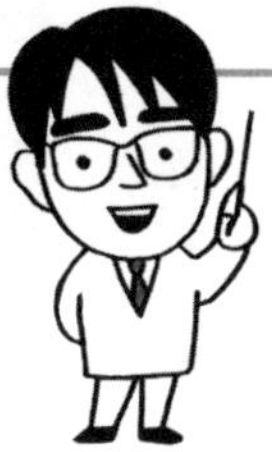

我來回答你！

主要的手術是切開小樑網，打開原有的排水通道，或是切除部分小樑網與鞏膜，建立新的排水通道。

■主要手術一覽

※雷射治療費用以單眼計價，實際價格取決於各醫療院所。

小樑網切開術
Trabeculotomy
以雷射在小樑網切開一小孔，為房水打開通道
治療時間約 30 分鐘
效果略低
醫療保險自付額三成的費用約為 6 萬日圓。可能有出血、白內障、視力退化、感染等副作用，約七成病人可維持效果 3 年。不排除術後出血、眼壓上升，但風險相對較低，生活上的限制也較少

小樑網切除術	
Alcon EX-PRESSR	Trabeculectomy
在眼球植入不鏽鋼濾過裝置，為房水打開通道	在虹彩與鞏膜開一孔洞，為房水打開新通道
治療時間約 30 ～ 60 分鐘	治療時間約 20 ～ 60 分鐘
效果比 Trabeculectomy 略差	效果最佳
醫療保險自付三成的費用約為 10 萬 5 千日圓。術後可能有出血、散光、視力退化、感染等副作用。術後不可配戴隱形眼鏡。對設備要求高，施術院所有限	醫療保險自付三成的費用約為 7 萬 5 千日圓。術後可能有眼睛異物感、出血、散光、視力退化、感染等副作用。術後不可配戴隱形眼鏡

引流裝置植入術
Ahmed 青光眼引流閥植入術、Baerveldt 青光眼引流植入術
在眼球植入引流管和板片（開孔的儲水囊），引房水流出
治療時間約 30 ～ 60 分鐘
效果略低於 Trabeculectomy
醫療保險自付三成的費用約為 13 萬 5 千日圓。術後可能有眼睛異物感、出血、視力退化、感染等副作用。對設備要求高，施術院所有限

MIGS（微創青光眼手術）	
iStentR、iStent injectR W	Microhook
將人工微型裝置植入舒萊姆管，把房水導入靜脈	以專用器械切開角膜，再切開房水排出口的小樑網
治療時間約 10 分鐘	治療時間約 10 分鐘
效果略低於 Trabeculotomy	效果略低於 Trabeculotomy
醫療保險自付三成的費用約為 8 萬 4 千日圓。出血及副作用風險低。約七成病人可維持效果 5 年。與白內障手術合併進行適用保險給付	醫療保險自付三成的費用約為 4 萬 5 千日圓。出血及副作用風險低。約七成病人可維持效果 5 年。與白內障手術合併進行可適用保險給付

請詳細解說ＭＩＧＳ（微創青光眼手術）

ＭＩＧＳ簡易且風險小，引流裝置植入術則是最終手段

ＭＩＧＳ（微創青光眼手術）屬於小樑網切開術的手術方法之一，手術時間大約十分鐘，當天即可返家，對眼睛的負擔小，受損的風險也更低，是最新的治療手術。

ＭＩＧＳ降眼壓的效果雖然不及傳統的小樑網切開術，但大約七成患者在術後可維持效果長達五年。

ＭＩＧＳ是透過特製的細小鉤狀器械「顯微掛鉤」（Microhook），切開房水排出口的小樑網，或植入微型裝置，以改善房水流出。其中常見做法之一，是將 iStent injectRW 植入小樑網前端的施萊姆管，協助降低眼壓。此類手術常與白內障手術合併施行，可適用於醫療保險給付。

至於引流裝置植入術，是在ＭＩＧＳ或一般的小樑網切開術都無法見效之下的最終手段。做法是在眼球內部植入極微小的「引流裝置」，裝置的一端設置於前房（眼內房水所在處），另一端連接至眼球外壁，將房水引流到眼外。最新的 EX-PRESS® 引流裝置植入術，則是將不鏽鋼製的微型引流裝置植入眼球裡的前房，導流房水至眼外，與小樑網切除術同屬於「濾過型手術」。

施行這類引流裝置植入術相對複雜，需仰賴較高階的儀器設備，對手術場地與醫療團隊的要求也相對提高。

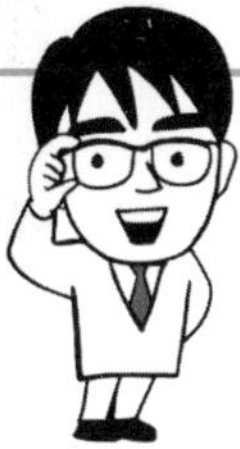

我來回答你！

MIGS 是打通房水阻塞的低風險簡易手術，常與白內障手術合併施行，可適用醫療保險給付。

■兩種典型的 MIGS

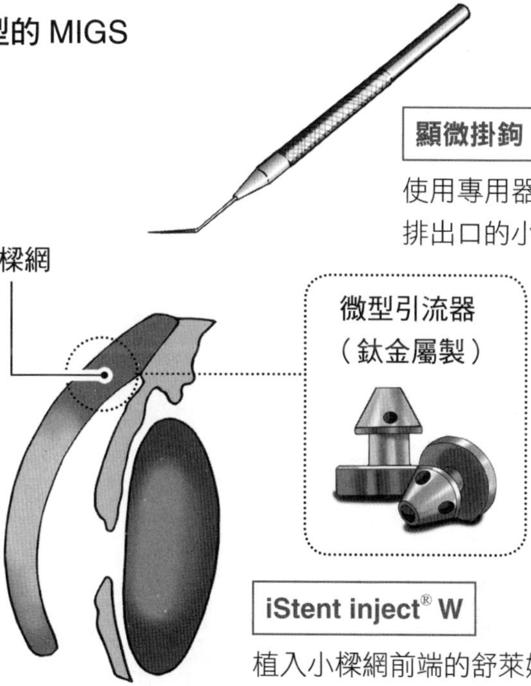

顯微掛鉤
使用專用器械切開房水排出口的小樑網
小樑網
微型引流器
（鈦金屬製）
iStent inject® W
植入小樑網前端的舒萊姆管

CHECK！

引流裝置植入術有兩類

Ahmed 引流閥植入術是將長形引流管與功能類似「儲水囊」的板片植入眼球，手術雖繁複，但效果較佳。Baerveldt 引流植入術比 Ahmed 簡易，效果雖略遜於 Ahmed，但手術較簡便。

為什麼醫生勸我動白內障手術？

白內障手術可降低青光眼的風險

「我明明是青光眼，醫生卻建議我動白內障手術?!」許多病患面對這樣的醫療建議時，常感到困惑。

白內障，顧名思義，是眼睛的水晶體（如同相機的鏡頭）出現混濁，導致視力模糊或退化。只要是年過八十歲的長者，幾乎人人都會有程度不一的白內障。所幸，現今白內障已可透過手術徹底治癒，因此在醫療先進的國家如日本，白內障已不再是令人害怕的眼疾。

白內障手術的原理，是將混濁的水晶體用超音波震碎後取出，再植入透明的人工水晶體。除了改善視力之外，這項手術對於控制青光眼的病情也有正面影響。

由於人工水晶體的厚度比天然水晶體薄，植入後可為眼球內部騰出更多空間，讓房水流動順暢，有助於降低眼壓。

白內障手術的效益對於隅角閉鎖型青光眼患者特別明顯。手術後眼內空間增加，可大幅降低眼壓急劇升高的風險，進而預防急性發作。

即便是隅角開放型青光眼，白內障手術也有助於降低眼壓，減輕對視神經的壓力，延緩視野缺損惡化的速度。

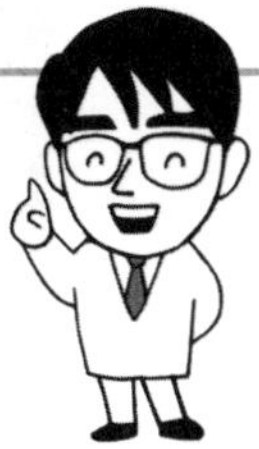

我來回答你！

白內障手術對緩解青光眼病情有正面影響，尤其能顯著減輕隅角閉鎖型青光眼的急性發作。

■為何白內障手術可以降低眼壓？

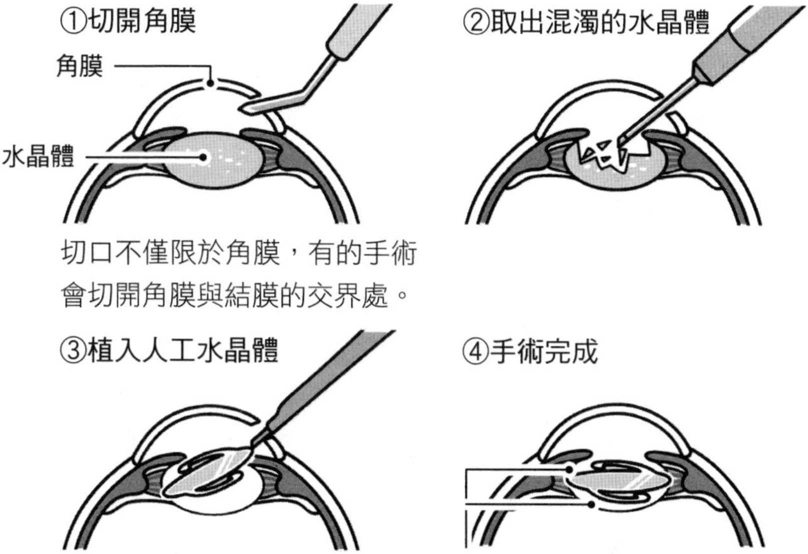

①切開角膜
角膜
水晶體
切口不僅限於角膜，有的手術會切開角膜與結膜的交界處。
②取出混濁的水晶體
③植入人工水晶體
④手術完成
人工水晶體比較薄，眼球可騰出較多空間，有助於房水流動順暢。

CHECK！

白內障的成因

白內障是構成水晶體的蛋白質「晶狀體蛋白」（crystallins）受到活性氧的傷害而變性，水晶體霧化白濁導致視力退化。主要誘因來自年紀大的老化、糖尿病、葡萄膜炎、類固醇藥物副作用。

白內障和老花眼併發時，該如何治療呢？

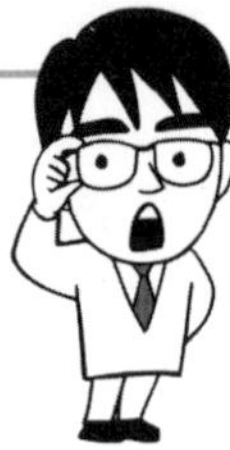

我來回答你！

老花眼不是問題。動白內障手術之前，要為將來可能需要的青光眼手術預做考量。

■不要輕易將視力問題怪罪老花眼

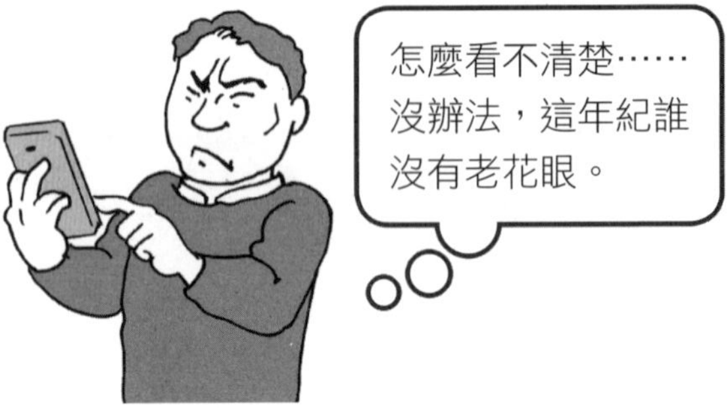
怎麼看不清楚……
沒辦法，這年紀誰
沒有老花眼。

白內障手術前必須慎重考量兩大重點，平日不將視力模糊輕忽為單純老花眼

在考慮接受白內障手術前，有兩大關鍵事項需要慎重評估。首先，要為將來可能需要的青光眼治療預做準備。因為白內障手術的下刀方式，有可能影響日後青光眼手術的施作。

若已預期將來有進行青光眼手術的可能性，建議在進行白內障手術時，避免從結膜切開，以保留結膜的完整性，為將來的青光眼手術保留更好的條件。

不過，並非所有執行白內障手術的醫師都會納入這樣的長期考量，因此患者應主動提出疑問，清楚表達自身的需求，並與醫師確認整體的治療計畫。

第二個重要考量，是第一五四頁介紹的MIGS（微創青光眼手術）。這項手術可以和白內障手術同步進行，不僅符合日本醫療保險給付條件，也有助於預防日後房水排出不良引發青光眼。

然而，MIGS的適應症與施作條件仍需由青光眼專科醫師評估，部分以白內障手術為主的眼科醫師，未必會考慮MIGS的適用性，因此患者應主動詢問相關資訊，表達自己的需求。

至於老花眼其實與青光眼並無關聯，但是必須在此提醒大家，平日出現視力模糊時，常誤以為只是老花加重，因而延誤了青光眼等嚴重眼疾的早期發現。

青光眼、黃斑部病變等，都是可能致盲的重大眼疾，當你感覺視力異常時，務必盡早尋求眼科醫師的專業診斷。

CHECK！

為什麼最好不要切開結膜？

白內障手術的切口有兩種，一種是從結膜進入，劃開角膜和鞏膜的鞏角膜切口，另一種是只在角膜上切一小開口的角膜切口。對於青光眼患者而言，角膜切口的術式可保留結膜和鞏膜的完整性，有利於將來進行青光眼的小樑網切除術（詳見第152頁）。

手術後該注意哪些重點呢？

雷射治療後生活可如常，手術後則要慎防感染

關於青光眼術後的照護，若是雷射治療，基本上生活可以如常進行，無需太多限制；但若是外科手術，則必須特別注意日常生活中的一些細節。

最重要的一點，是嚴防術後感染。手術後的傷口對外來病菌特別敏感，尤其是黴菌。因此，即使眼睛有異物感或發癢，也請務必在術後至少三天內避免揉眼或碰觸眼睛。

此外，從事如園藝等接觸砂土的活動時，應配戴護目鏡，防止塵土、飛砂等異物進入眼裡。如果要陪伴孩子玩沙坑，也務必做好防護。

使用眼藥水之前，必須先徹底清潔雙手。（請留意，有些手術在術後必須暫時停止點眼藥，請依照主治醫師指示調整）。

沐浴方面也有注意事項要遵守。注意的內容和禁忌的天數應以主治醫師的建議為準。以下提供筆者個人的臨床經驗做參考。

術後的照護，依術式不同而有別。基本上，術後一～二天內避免洗澡；一～三天內不建議泡澡；一～七天內應避免洗臉及洗頭；不可對眼睛周圍施加壓力。

任何增加眼壓的行為，都可能影響手術成效與復原狀況，務必謹慎小心，遵從醫囑。

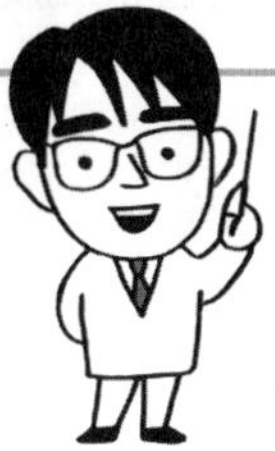

我來回答你！

注意不碰觸患眼、避免塵土等異物進入眼睛、沐浴‧洗臉‧洗頭等都必須有所限制。

■術後注意事項

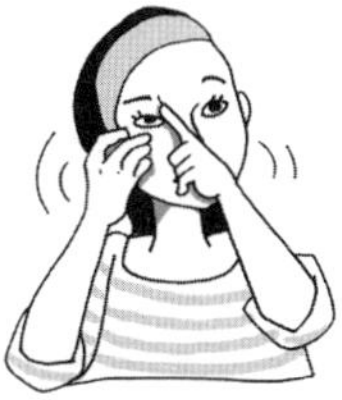

不按壓眼睛及其周圍

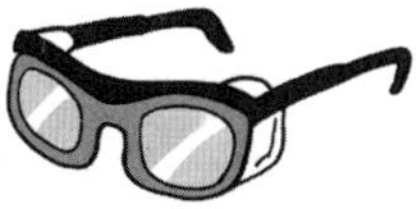

必要時戴妥護目鏡，
慎防塵土、飛砂誤入眼睛。

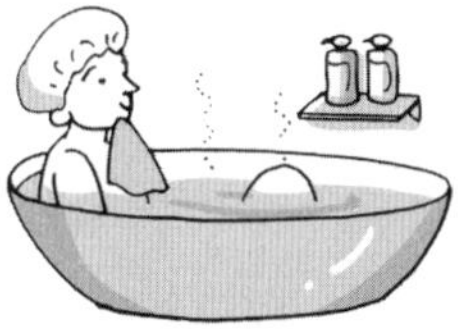

一定期間內不可
沐浴‧洗臉‧洗頭

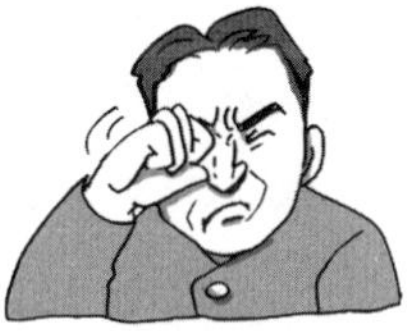

不碰觸眼睛

※ 基本上，術後的飲食、對電視‧智慧型手機‧電腦的使用皆無特別限制。
但是當眼睛感到疲勞時，請務必要休息。

CHECK！

術後感染的危險病症

細菌、真菌或病毒容易在術後趁虛而入，引發感染性眼內炎。這是葡萄膜炎的一種，屬於嚴重的眼部感染，症狀包括眼睛充血和劇烈疼痛、視力突然大幅下降，若未及時治療，甚至可能失明。由於葡萄膜本身血流豐富，當身體其他器官出現感染時，可能透過血液傳播，波及眼睛。因此，術後除了注意眼部衛生，也需留意全身健康。

未來有可能動手術就治好青光眼嗎？

再生醫學與基因治療，正在為青光眼的康復開啟新希望

筆者多次強調，現階段的醫療技術仍無法逆轉青光眼的視神經損傷，目前的治療目標完全以「維持現有的視野」為主，既無法改善也不可能完全治癒。

然而，即使如此，全球仍有無數科學家持續投身於青光眼的研究，挑戰醫學極限。事實上，醫學的發展歷程，就是一部「將不可能變為可能」的歷史。筆者深信，在不久的未來，透過一次手術治癒青光眼的願景終將成真。這樣的夢想或許無法在短短數年內實現，但展望十年後的醫療進展，我們極有可能迎來顛覆現況的劃時代突破。

舉例來說，再生醫學領域的研究人員已經在動物實驗中成功促進受損視神經的再生。此外，科學家也從視網膜色素變性症患者的體細胞中，培養出 iPS 細胞（誘導性多功能幹細胞），再製成膜狀視細胞，植入患者的視網膜下方，顯著改善患者的視力。

另一方面，基因治療領域的研究正致力於利用可促進神經細胞增殖的分子，降低視神經細胞凋亡的風險，為保留與恢復視力開創可能性。

這些研究的成果指日可待，而這也正是為什麼我們應該更積極配合現階段的青光眼治療，珍惜並守護現有的視野，為迎接未來的治癒之路奠定基礎。

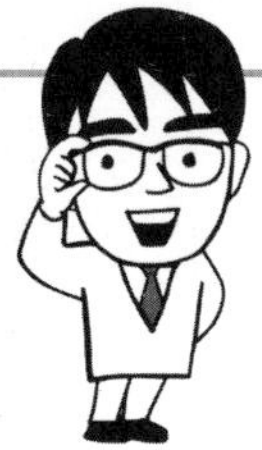

我來回答你！

全球的青光眼醫療研究日新月異，相信不久的將來來青光眼將可完全治癒！

■ iPS 細胞改善視網膜色素變性症患者的視力！

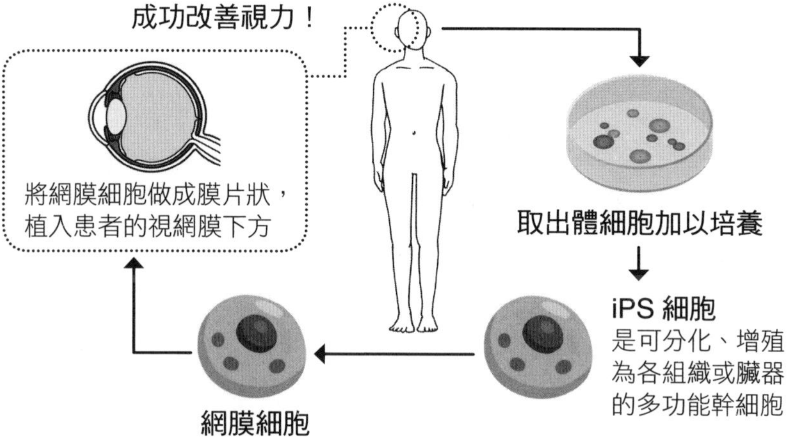

成功改善視力！
將網膜細胞做成膜片狀，
植入患者的視網膜下方
取出體細胞加以培養
iPS 細胞
是可分化、增殖
為各組織或臟器
的多功能幹細胞
網膜細胞

透過再生醫療改善視網膜色素變性症患者的視力，已有成功案例。雖然視神經的再生在結構上相較於視網膜更為困難，但絕非遙不可及的夢想！

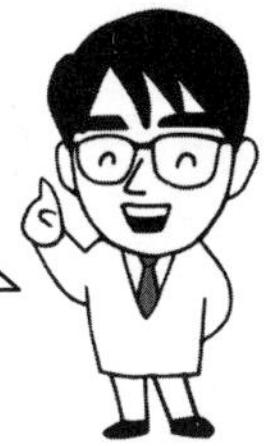

CHECK ！

來自他人的 iPS 細胞也可應用於治療

iPS 細胞自患者本人的細胞取樣、培養到移植，過程耗費大量時間且成本高昂。來自他人細胞所培養的 iPS 細胞，可經由細胞庫大量儲存，目前已突破了異體排斥的障礙，順利完成了角膜上皮細胞的移植。

後記

相信劃時代的新療法終將問世，讓我們堅持「把握住現在」！

感謝每一位讀者願意讀到本書的最後一頁。

考量到有些讀者的視野缺損已經影響閱讀能力，我們在編排時特別將字體放大，以提高閱讀的舒適度。然而，部分單元因為重要資訊量較多，無法大幅簡化內容，導致版面略顯緊湊，若因此讓讀者閱讀受累，在此致上歉意。

筆者在YouTube頻道中一再強調，青光眼的長期治療，必須建立在「正確認識」這項疾病的基礎上。本書也提到，越是主動了解病情、積極充實知識的患者，治療效果往往越理想。

願意翻閱本書的你，一定是關心自身健康、渴望戰勝青光眼的好病人。相信你的努力會轉化為更穩定、有效的治療成果。請懷抱信心，堅持每日的照護與治療。

雖然現今的醫療技術尚無法恢復已經喪失的視野，但筆者深信，**不久的將來，必定會有劃時代的新療法問世**。為了迎接這一天的到來，讓我們一起珍惜當下，努力守住「現在所擁有的視野」。

謹以最深的祝福，願各位擁有健康、幸福的未來。容我就此擱筆。

再次由衷感謝。

青光眼完全控制的最新療法

眼科名醫平松類教你有效降眼壓，99% 預防失明

作　　者：平松類
譯　　者：胡慧文
特約編輯：謝杏仁
校　　對：林芳瑜
封面設計：盧穎作

社　　長：洪美華
總 編 輯：莊佩璇
副總編輯：顧　旻
主　　編：何　喬
出　　版：幸福綠光股份有限公司
地　　址：台北市杭州南路一段 63 號 9 樓
電　　話：(02)23925338
傳　　真：(02)23925380
網　　址：www.thirdnature.com.tw
E-mail：reader@thirdnature.com.tw
排版印製：中原造像股份有限公司
初　　版：2025 年 6 月
郵撥帳號：50130123 幸福綠光股份有限公司
定　　價：新台幣 380 元（平裝）

ISBN 978-626-7254-74-5

總經銷：聯合發行股份有限公司
新北市新店區寶橋路 235 巷 6 弄 6 號 2 樓
電話：(02)29178022 傳真：(02)29156275

國家圖書館出版品預行編目資料

青光眼完全控制的最新療法：眼科名醫平松類教你有效降眼壓，99% 預防失明／平松類著 -- 初版 . -- 臺北市：幸福綠光，2025.06
面；　公分

ISBN 978-626-7254-74-5（平裝）

1. 青光眼　2. 眼壓

416.748　　114004715

新自然主義